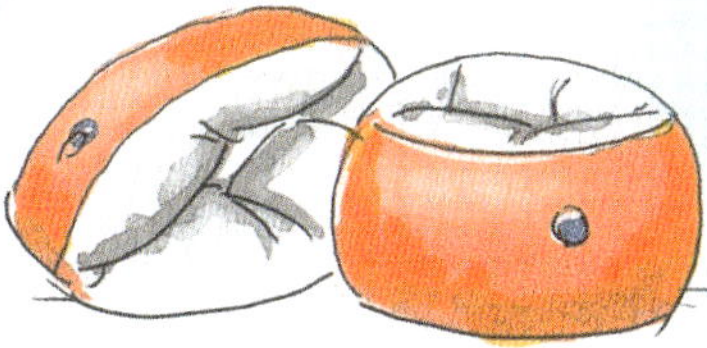

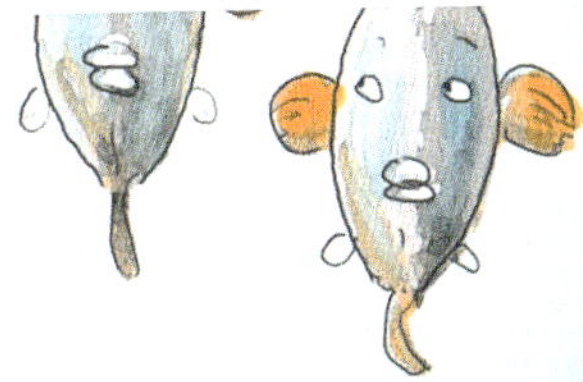

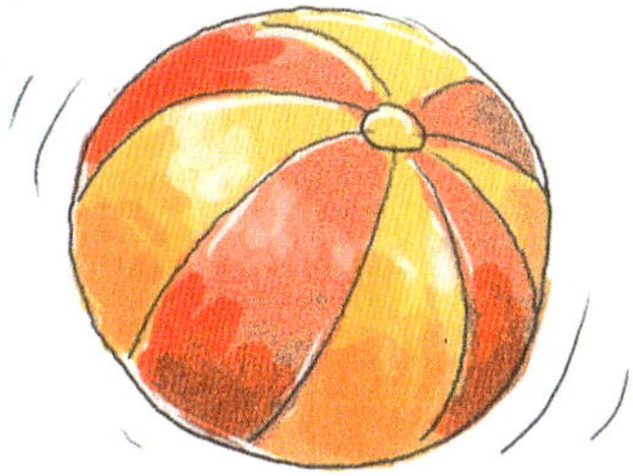

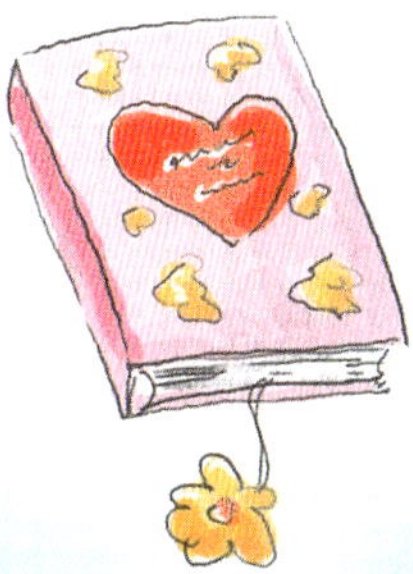

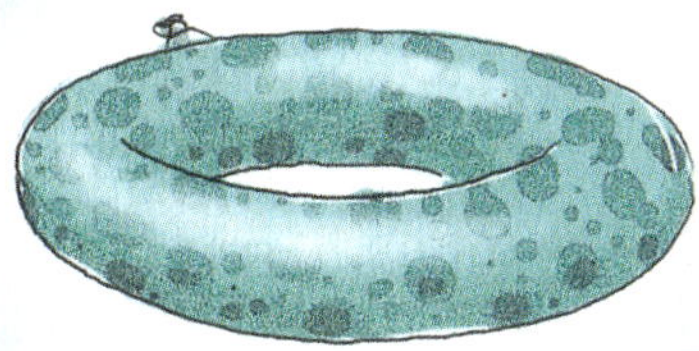

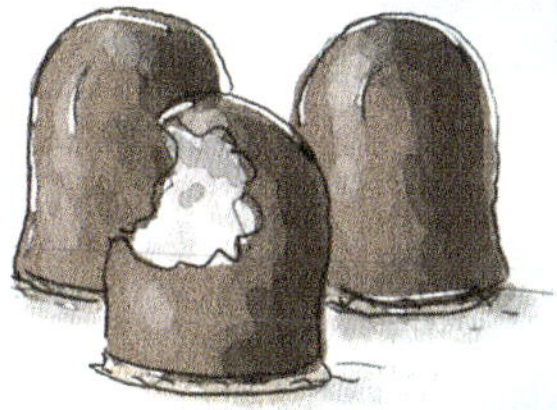

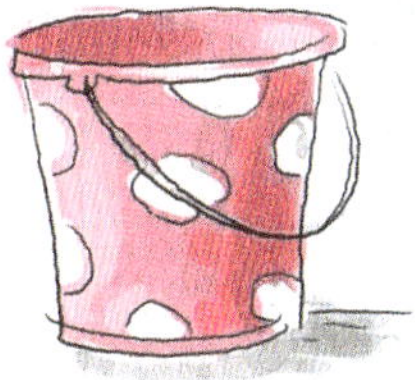

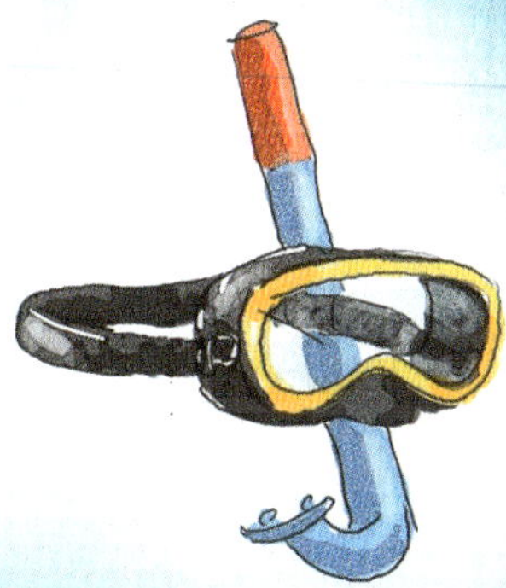

Liebe Eltern,

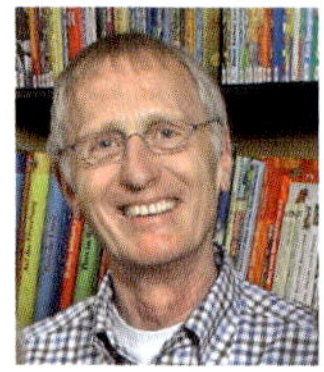

jedes Kind ist anders. Darum muss sich die konzeptionelle Entwicklung von Lesetexten für Kinder unbedingt an den besonderen Lernentwicklungen des einzelnen Kindes orientieren. Wir haben deshalb für unser Bücherbär-Erstleseprogramm 5 Lesestufen entwickelt, die aufeinander aufbauen. Sie entsprechen den Fähigkeiten, die notwendig sind, um das Buch zu (er-)lesen und zu verstehen. Allein das Schuljahr eines Kindes kann darüber nur wenig aussagen.
Welche Bücher für Ihr Kind geeignet sind, sehen Sie in der Übersicht auf der Buchrückseite.
Unser Erstleseprogramm holt die unterschiedlich entwickelten Kinder dort ab, wo sie sind. So gewinnen sie Lesespaß von Anfang an – hoffentlich ein Leben lang.

Prof. Dr. Peter Conrady
Hochschullehrer an der Universität Dortmund
und Erfinder des Leselern-Stufenkonzepts

In Zusammenarbeit mit dem *Westermann* Schulbuchverlag

Lea und die Schwimmwette

Leseübungsheft
von Frauke Nahrgang

Mit Bildern von
Christian Zimmer

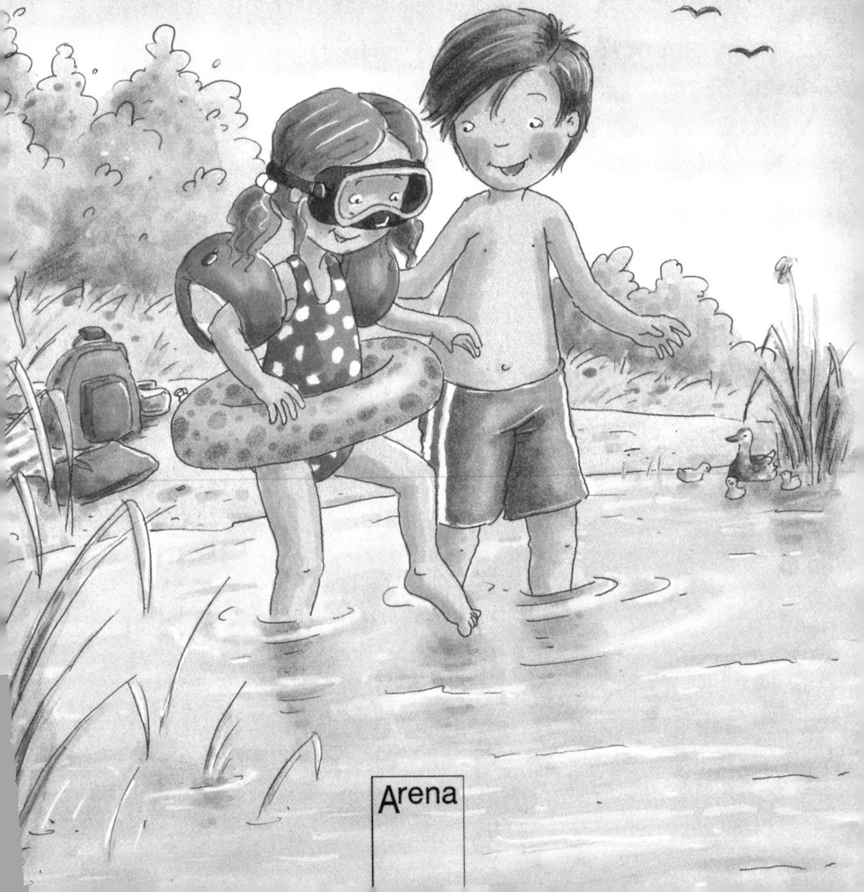

Arena

Buchstabenrätsel

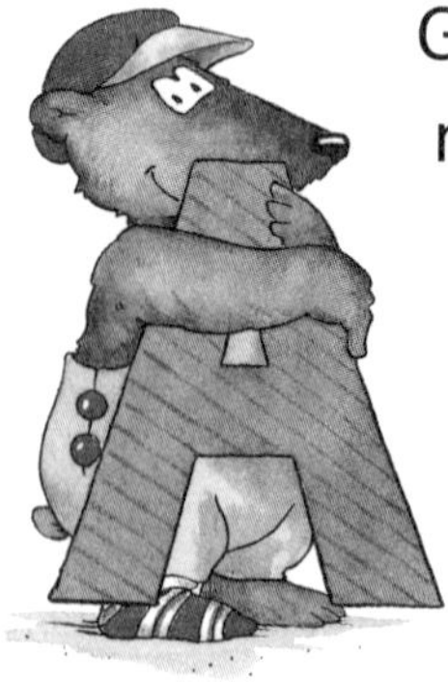

Geh auf die Suche
nach dem Rätselwort.
Auf den folgenden Seiten
sind viele fett gedruckte
Buchstaben versteckt.
Sammle sie, und trage
sie der Reihe nach
in die Kästchen am Ende des Heftes ein.

Dann erfährst du die Lösung.

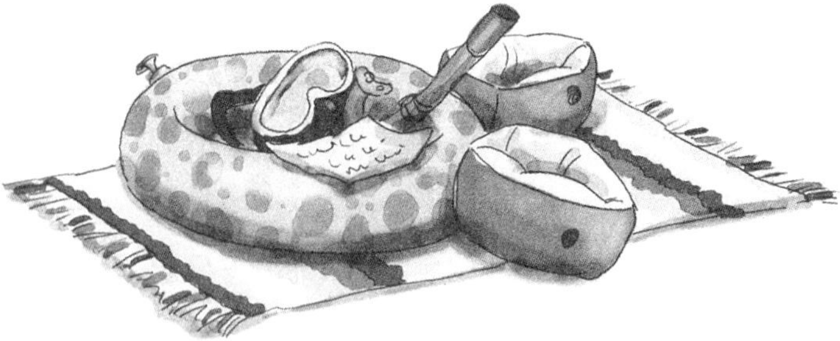

Lies genau!

Schreibe die richtigen Wörter
in die Lücken.

Die Suppenbande stellt sich vor!

Wir sind eine ______________________.
(Gangsterbande / Schulbande)

Wir ________________ Menschen.
(helfen / beklauen)

Willst du ______________ werden?
(Mitglied / Feind)

Dann musst du eine
____________________ ______________.
(Rechenaufgabe lösen / Aufnahme-Prüfung bestehen)

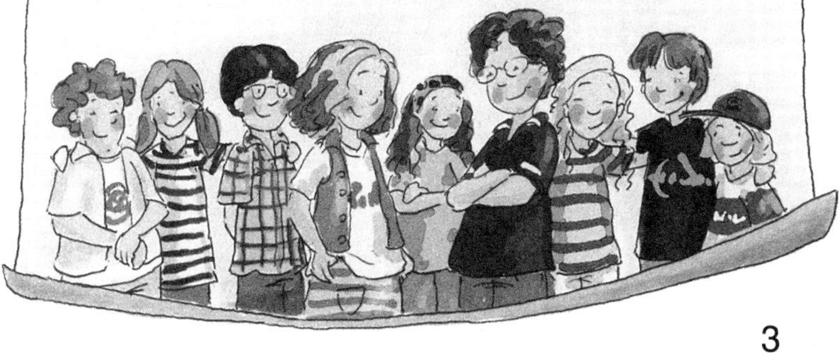

Was hat Lea gehört?

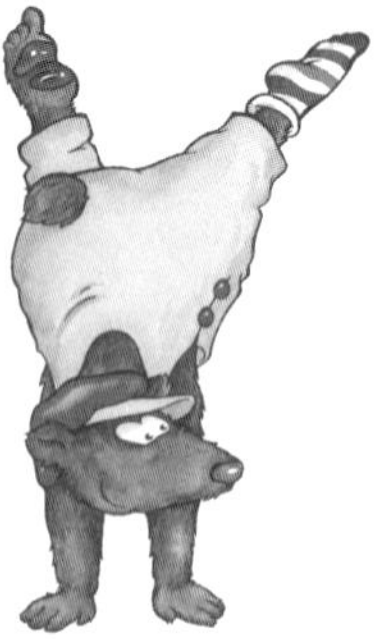

Male die richtige Sprechblase bunt an.

. . . mit dem Eimer im Lilien**s**ee . . .

. . . mit dem Paddelboot in der Ostsee . . .

. . . mit dem Eimer in**s** Hallenbad . . .

. . . mit dem Schnorchel im Liliensee . . .

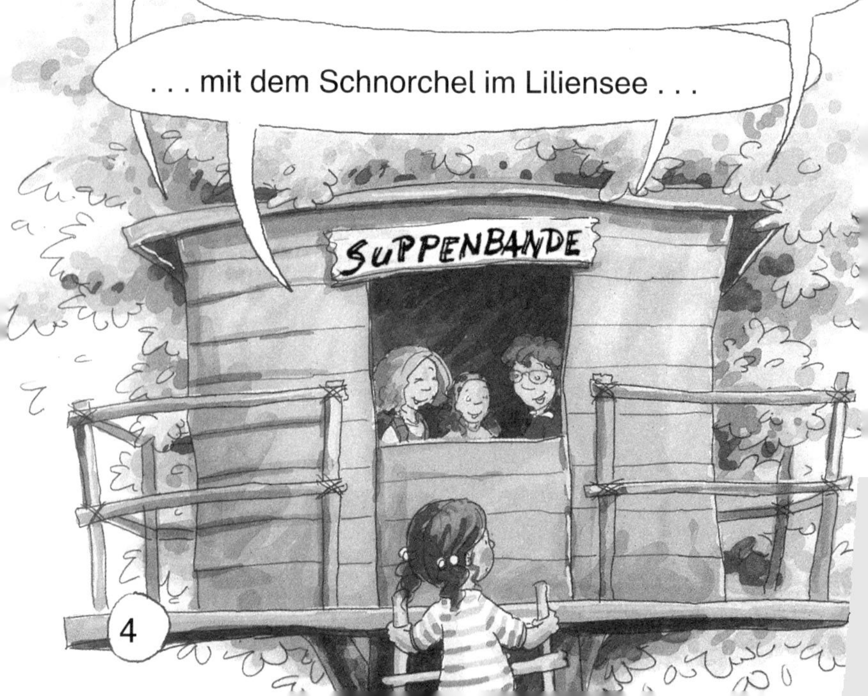

Wer hat das geschrieben?

Verbinde den Zettel
mit der richtigen Person.

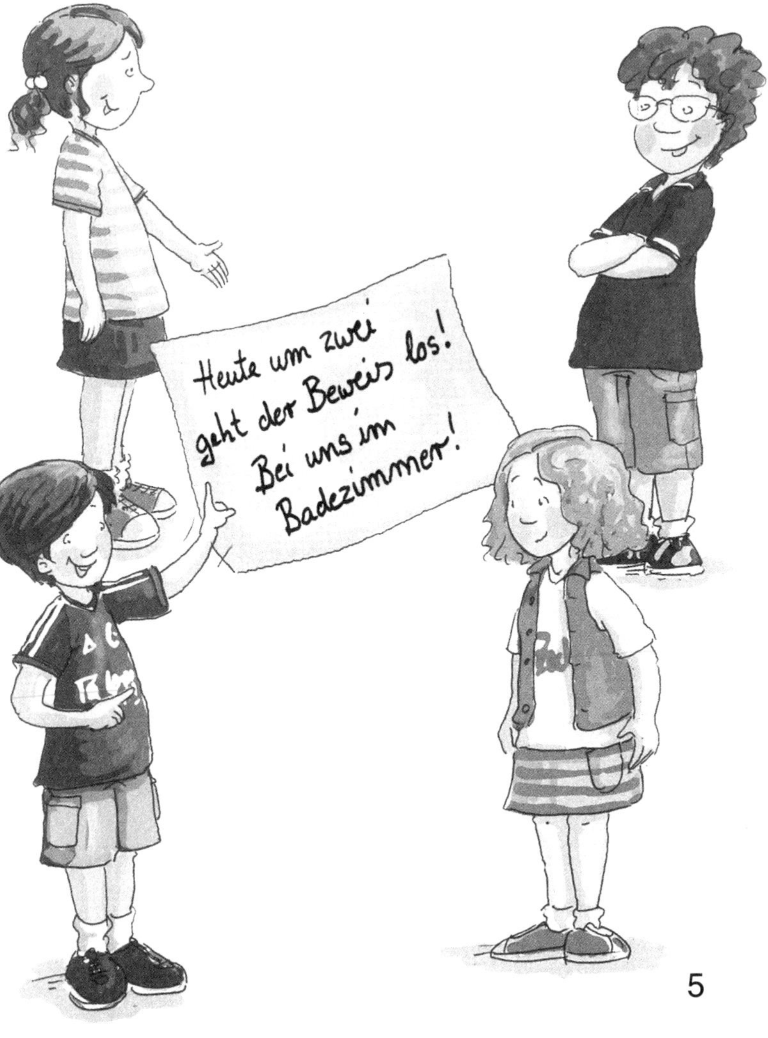
Heute um zwei
geht der Beweis los!
Bei uns im
Badezimmer!

Male das richtige Bild an.

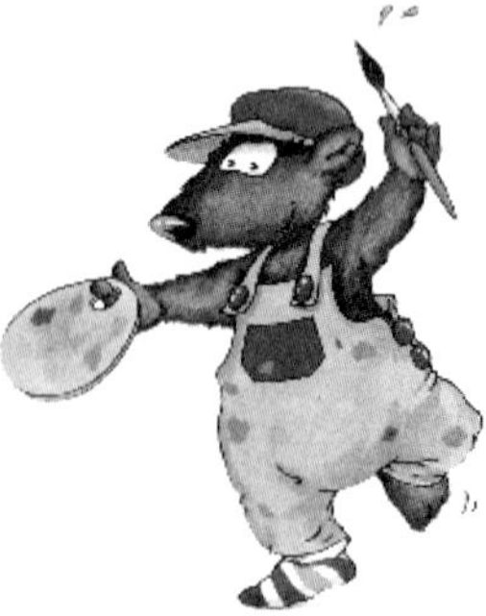

Warum fürchtet sich Lea vor dem Liliensee?

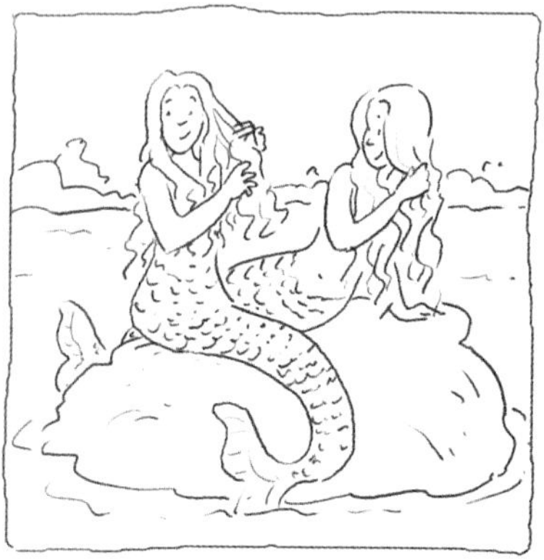

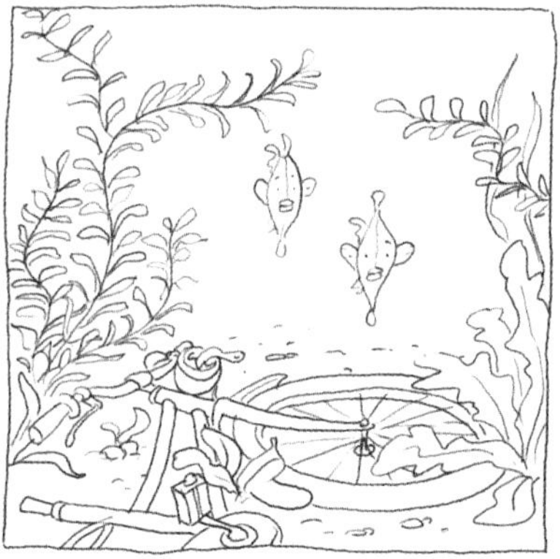

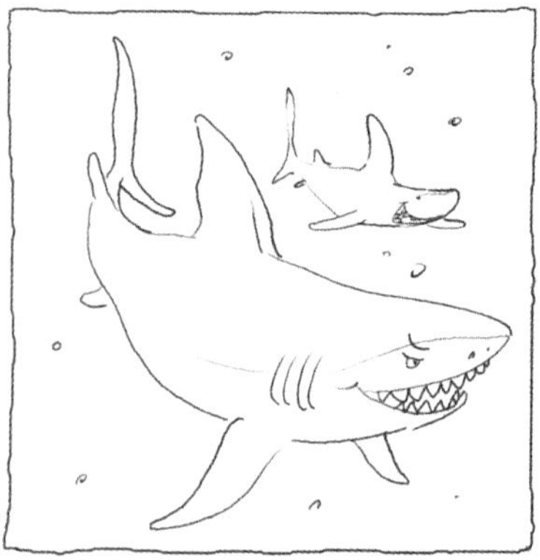

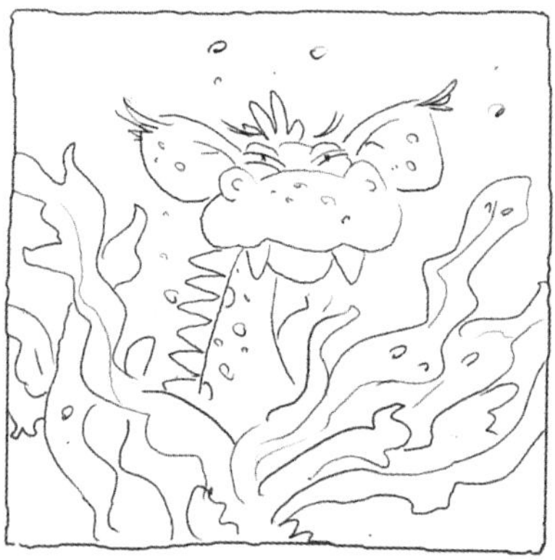

Löse das Kreuzworträtsel!

Beantworte die Fragen,
und trage die Lösungswörter
in die vorgegebenen Kästchen ein.

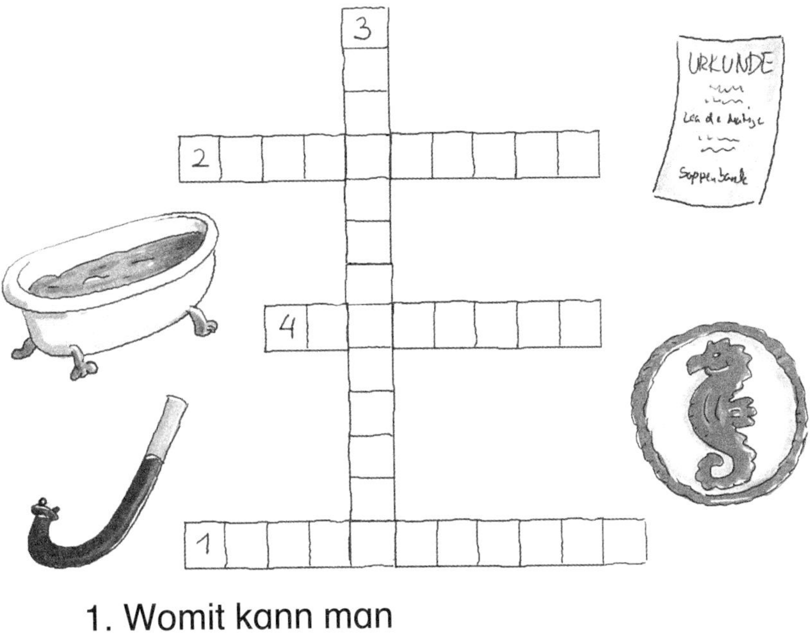

1. Womit kann man
   unter Wasser tauchen?
2. Wo übt Lea das Tauch**e**n?
3. Was macht Lea im Schwimmku**r**s?
4. Was bekommt Lea
   von der Suppenbande?

Für kluge Köpfchen!

Wo kann Lea das sehen?
Verbinde die Bilder
mit den richtigen Schildern.

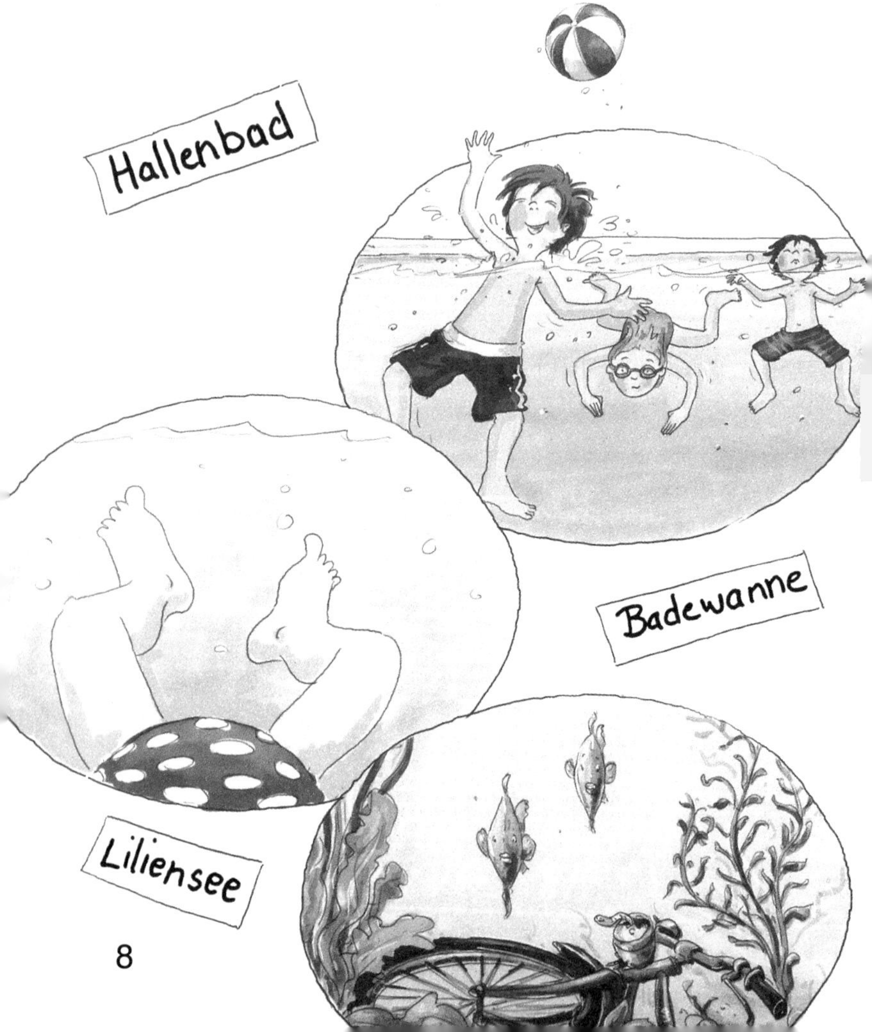

Kennst du dich aus?

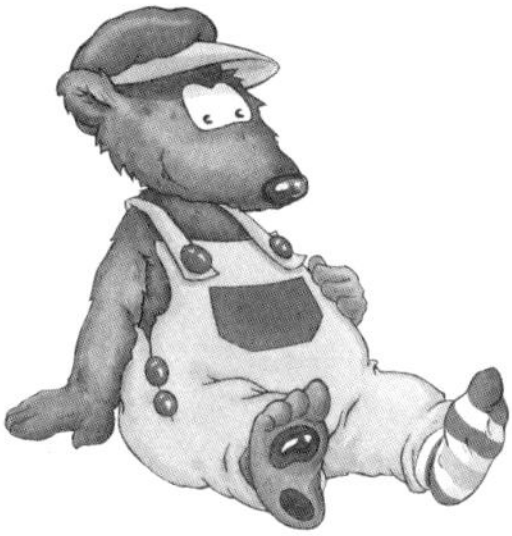

Was passt nicht zu Lea
als Suppenheldin?
Streiche das falsche Bild
durch.

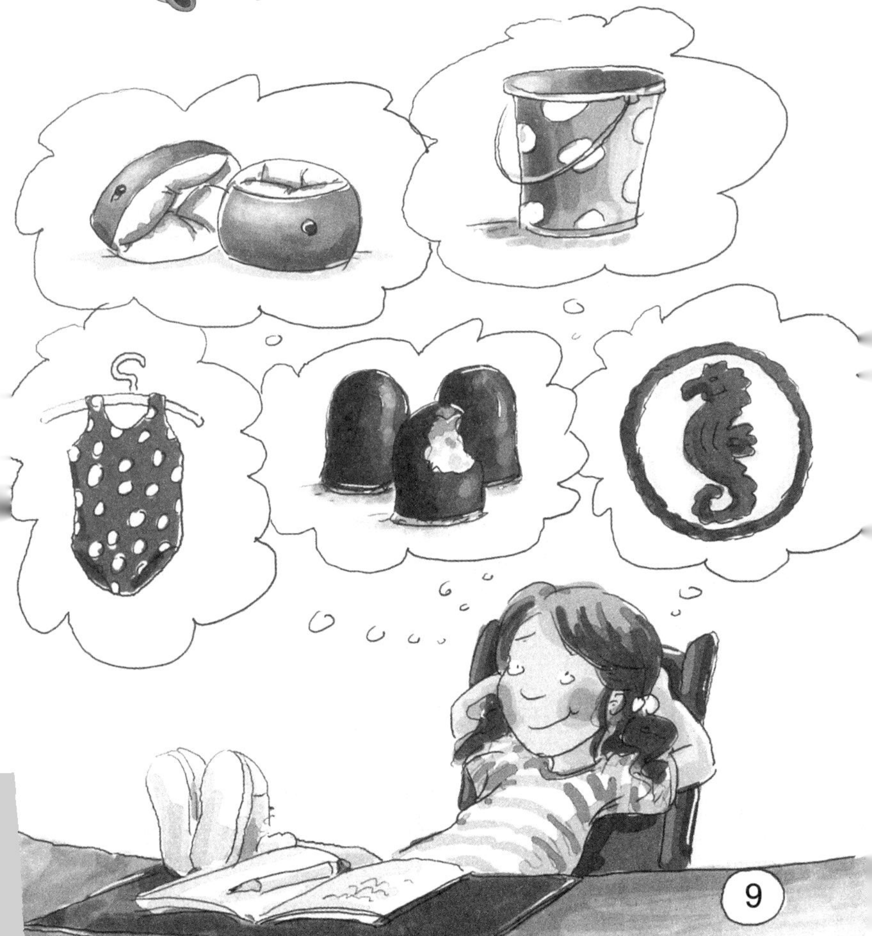

Was ist passiert?

Setze die fehlenden Wörter
richtig in die Lücken.

Seepferdchen – Liliensee – Hallenbad
Badewanne – Bruder – Wasserangst

Zuerst hat Lea schreckliche

________________________.

Aber Leas _____________ hilft ihr.

Am Anfang muss Lea in der

________________________ tauchen.

Sie übt auch im ___________________.

Dann traut sie sich in den

__________________.

Endlich schafft sie sogar das

________________________.

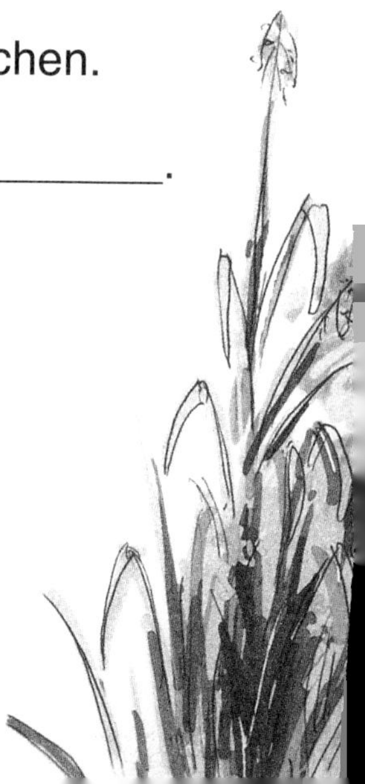

Die Mutprobe!

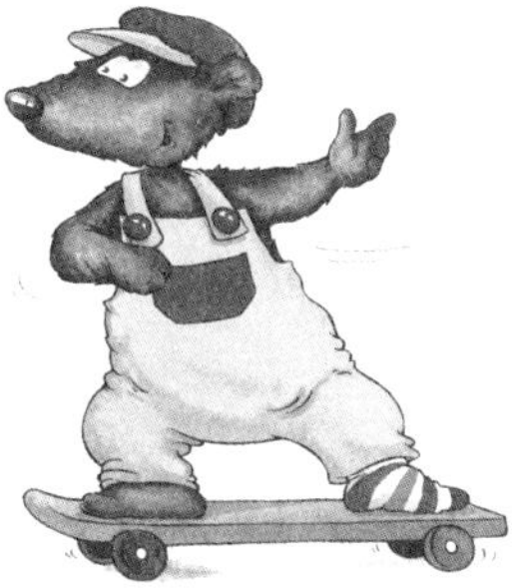

Welches Schild gehört
zu welchem Bild?
Verbinde!

Das sollte Lea eige<u>n</u>tlich machen.

Da<u>s</u> hat Lea wirklich gemacht.

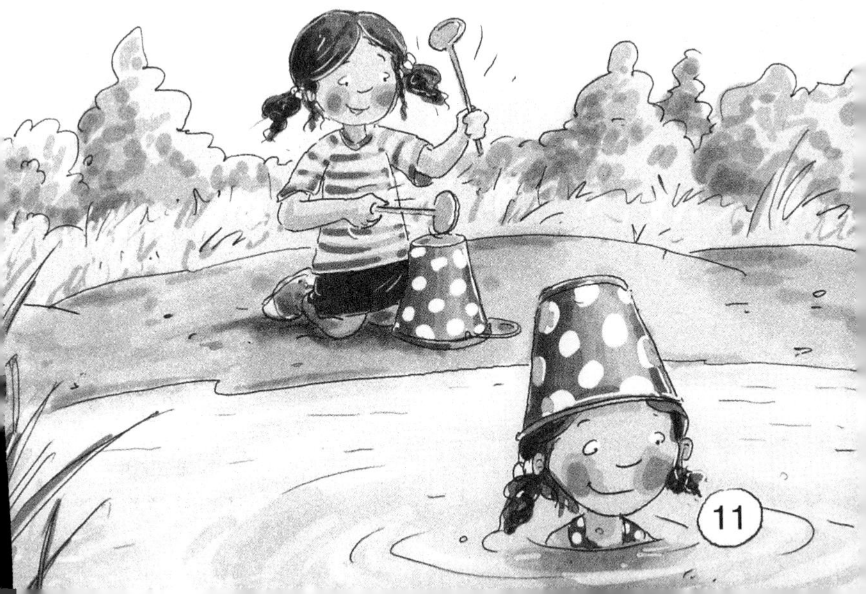

Schau genau!

Im unteren Bild
verstecken sich sieben Unterschiede.
Kreise sie ein.

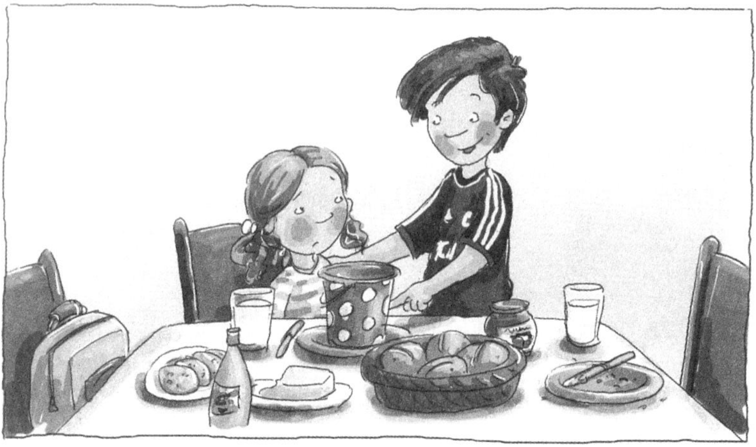

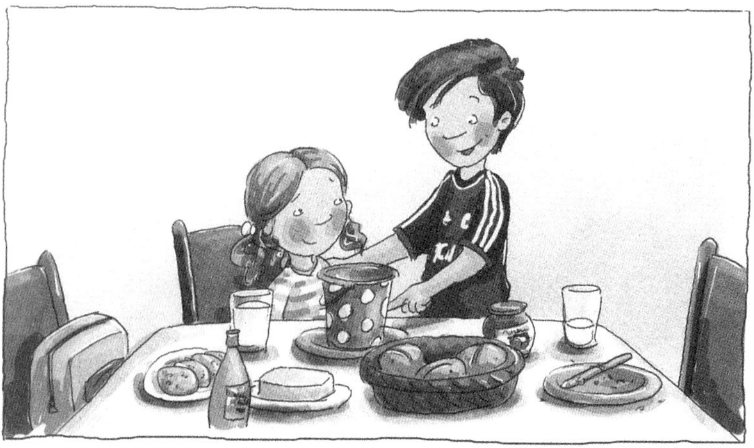

Knacke das Rätsel!

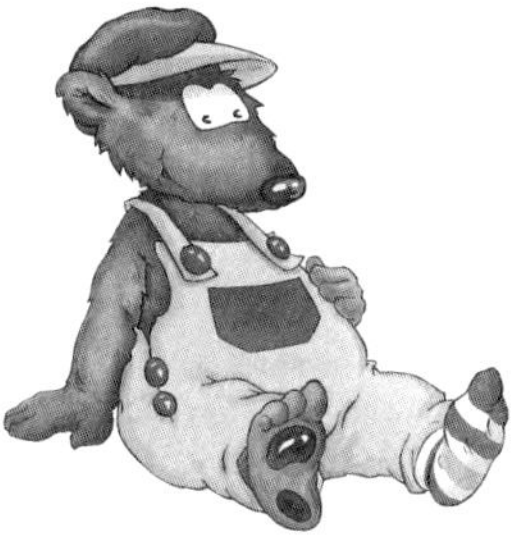

Kennst du die Lösung?
Schreibe sie unter
das Rebus-Rätsel.

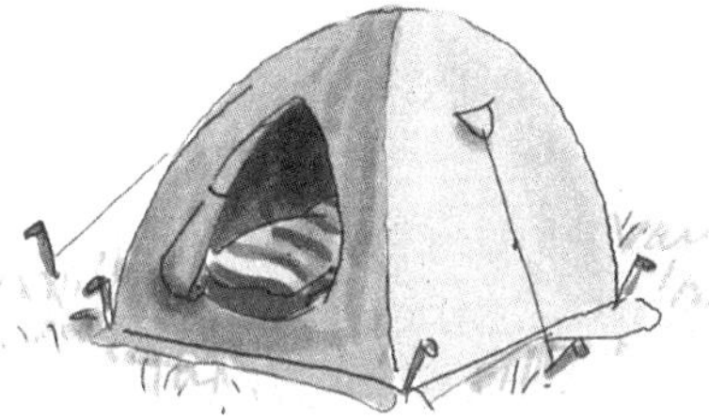

Z = h
t = d

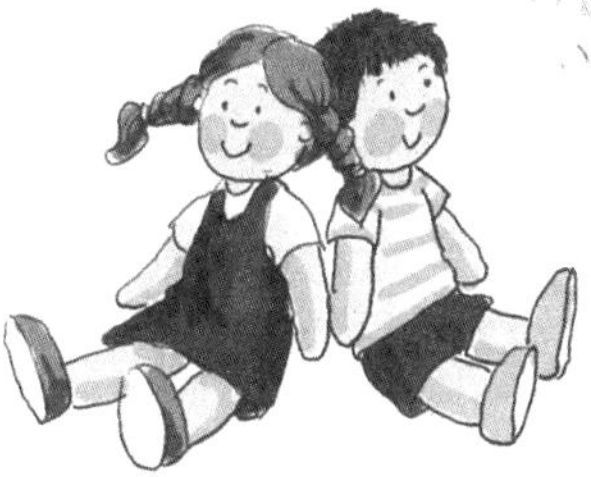

P = S

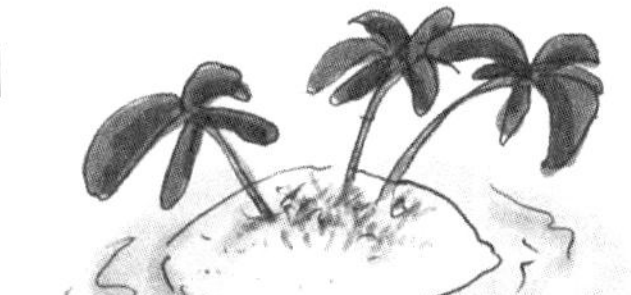

~~s e l~~

____

Was sagt Lea zu Konrad?

Verbinde die richtige Sprechblase
mit Lea.

Ohne dich hätte ich es nie geschafft!

Du bekomms**t** keinen Schokokuss!

Nun musst du auch schwimmen l**er**nen!

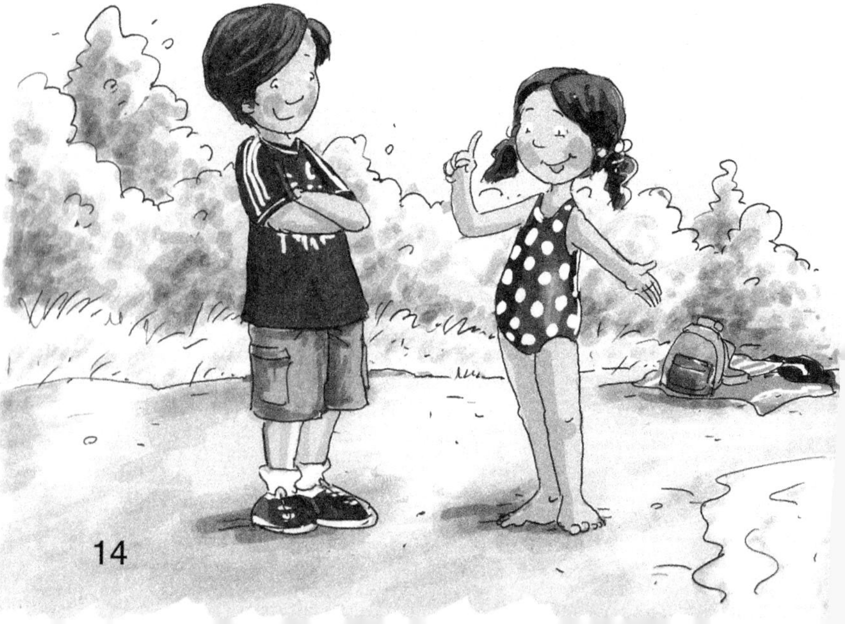

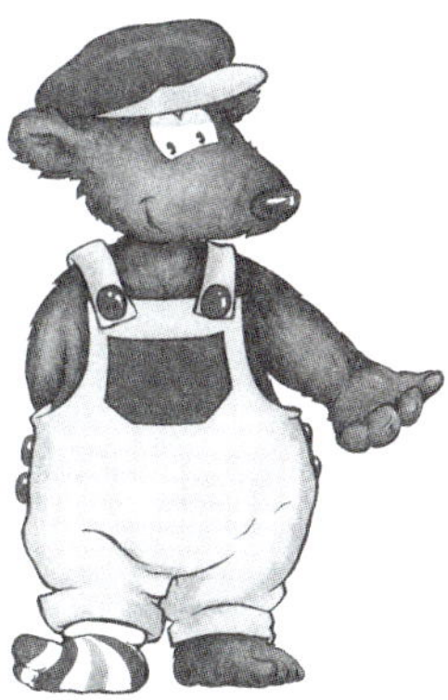

Kennst du das Lösungswort?

						–

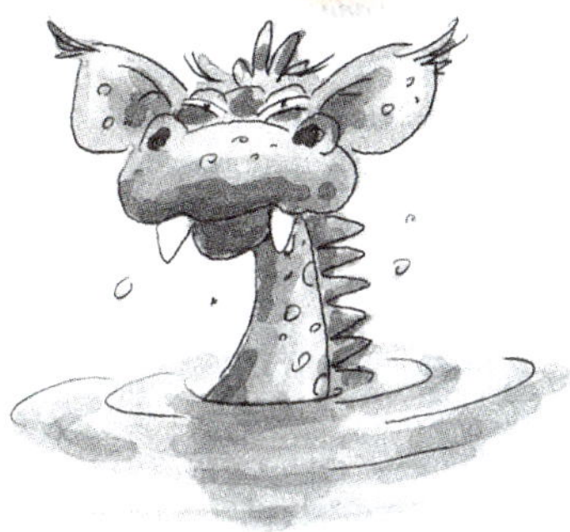

1. Auflage 2010

Übungsheft zu einer Geschichte von Christina Koenig
Gesamtherstellung: Westermann Druck Zwickau GmbH
ISBN 978-3-401-09437-3
www.arena-verlag.de

Mit einem Leseübungsheft
von Frauke Nahrgang

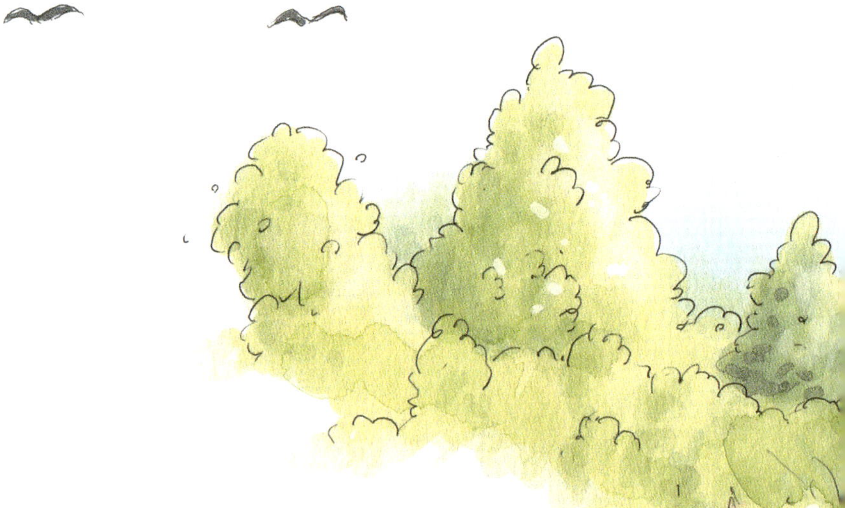

Christina Koenig
wurde 1958 geboren. Nach Ausbildung und Studium arbeitete sie in unterschiedlichen Berufen im In- und Ausland. Heute lebt sie bei Rheinsberg/Mark, schreibt Bücher und Drehbücher für Kinder und Jugendliche, macht Hörspiele und schaut zu, wie die Kartoffeln wachsen.

Christian Zimmer
wurde 1966 in Nordkirchen geboren. Er studierte Design in Münster und arbeitet seitdem als Grafiker und Illustrator. Wenn er gerade mal keinen Pinsel zur Hand hat, macht er gerne laute Musik.

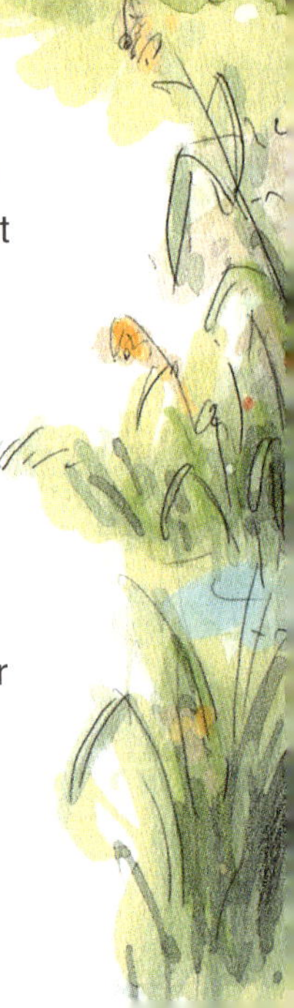

Christina Koenig

Lea und die Schwimmwette

Mit Bildern von Christian Zimmer

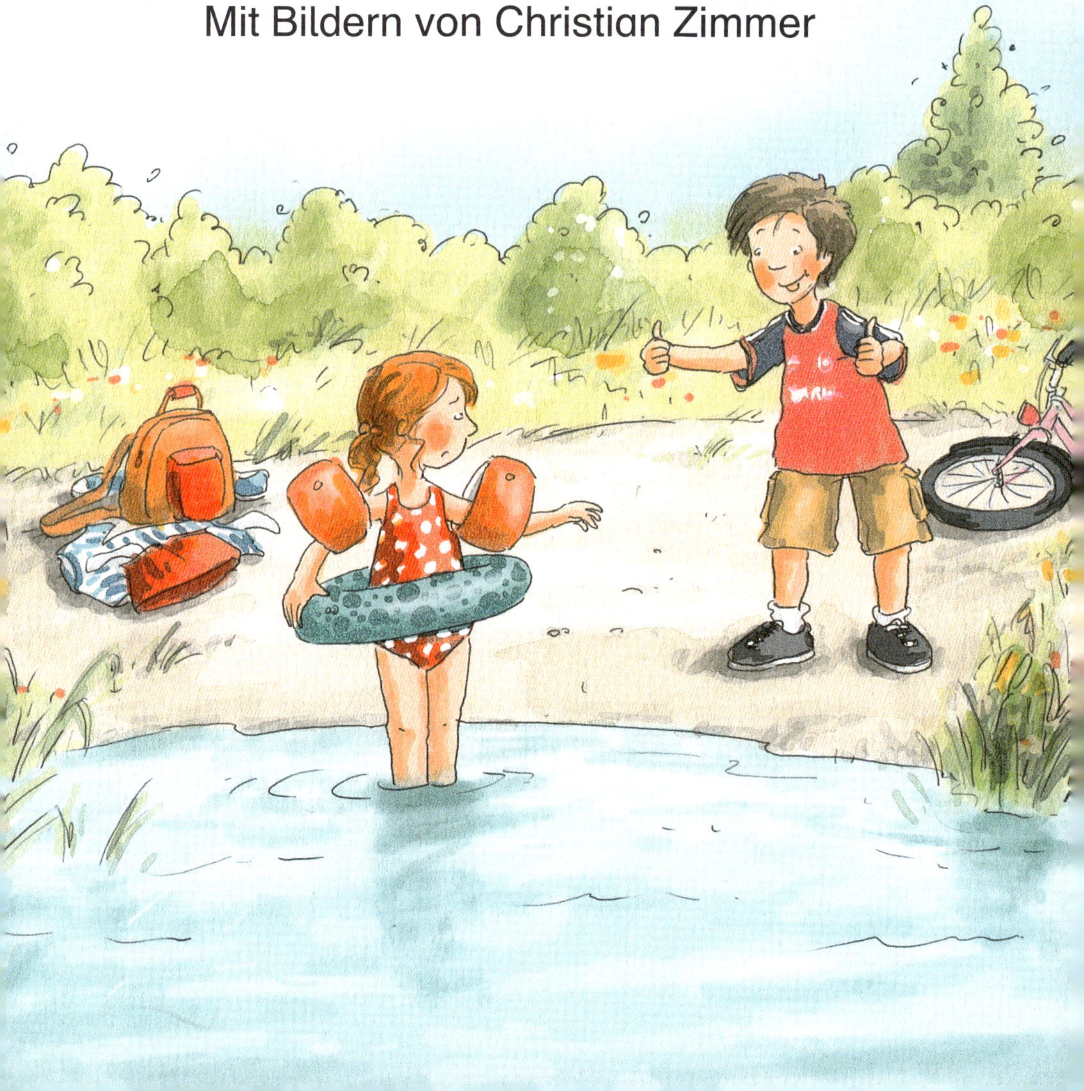

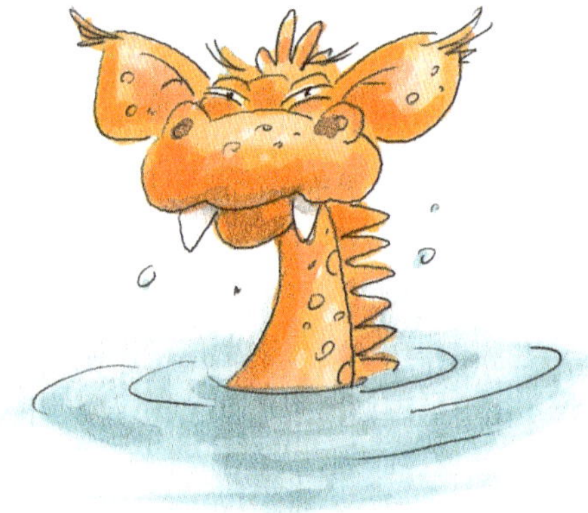

Mix
Produktgruppe aus vorbildlich bewirtschafteten Wäldern, kontrollierten Herkünften und Recyclingholz oder -fasern
Zert.-Nr. SGS-COC-003210 www.fsc.org
© 1996 Forest Stewardship Council
FSC

1. Auflage 2010

Einband und Illustrationen: Christian Zimmer
Gesamtherstellung: Westermann Druck Zwickau GmbH
ISBN 978-3-401-09437-3

www.arena-verlag.de

Die super Suppenbande

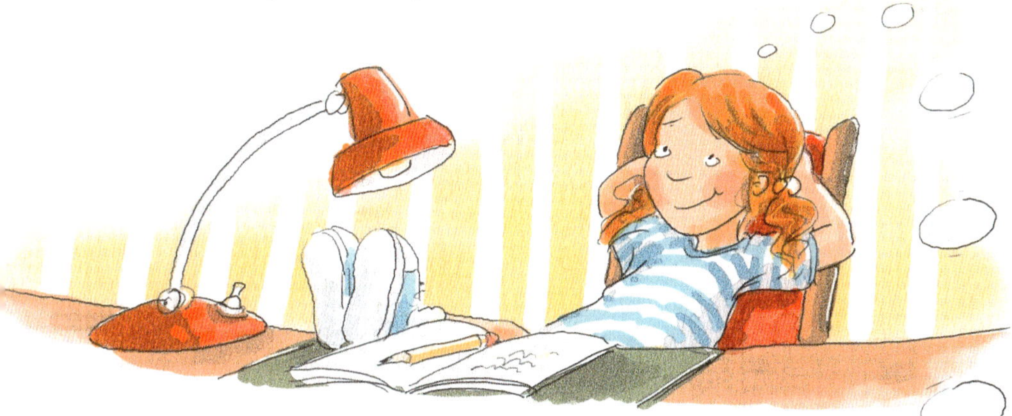

Lea hat einen großen Wunsch.
Sie will unbedingt Mitglied
in der Suppenbande werden –
der einzigen und besten Schulbande
weit und breit.

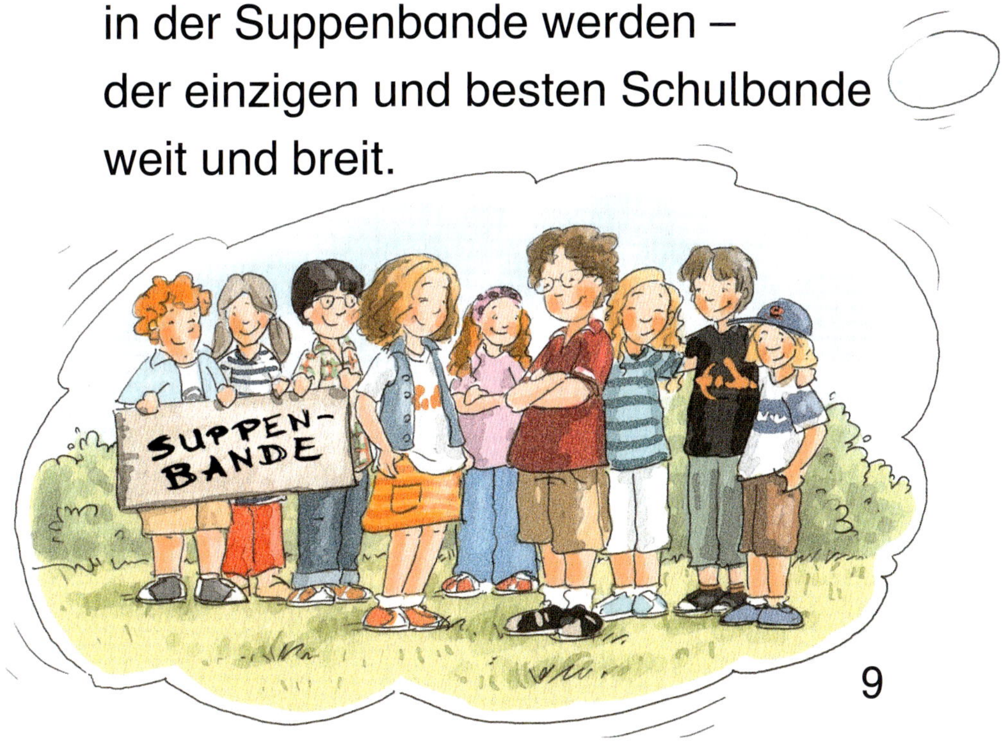

Den Bandennamen findet Lea doof.
Dabei kann die Suppenbande
gar nichts für ihren Namen.
Den hat Schuldirektor Maus verbockt.
Er hatte sich versprochen,
vor zwei Jahren, auf dem Schulfest.
„Und nun gibt es ein Detektiv-Spiel
mit der Suppenbande“,
verkündete er laut übers Mikrofon.
Seitdem sagen alle Suppenbande
statt Superbande.

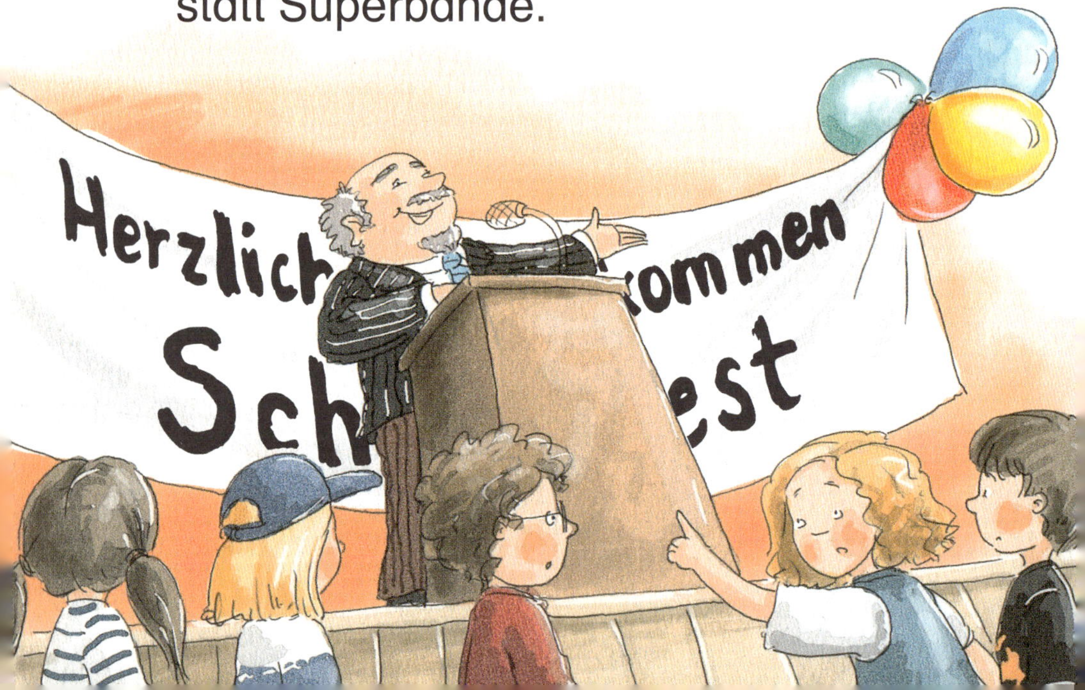

Die Suppenbande besteht
nur aus Helden.
Das findet Lea jedenfalls.
Sie retten Tiere in Not,
machen total viel Sport
und helfen anderen
bei den Hausaufgaben.

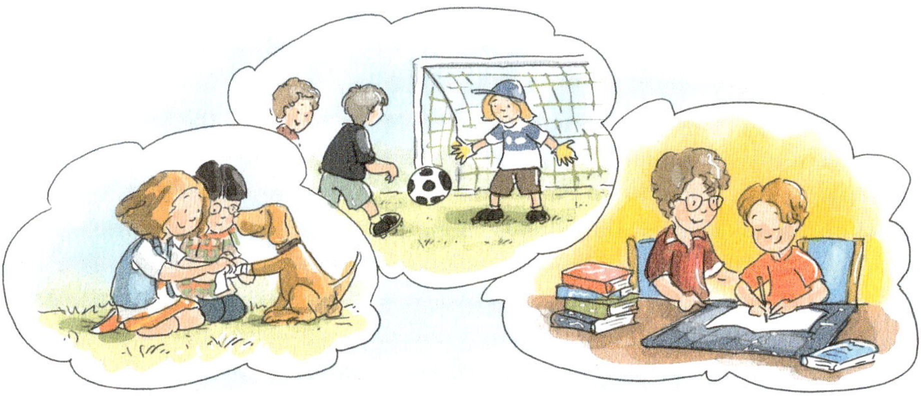

Sie waren sogar zwei Tage
und zwei Nächte im Wald!
Ohne Eltern! Ganz allein!
Das können nur Helden!

Heute ist Lea supermutig.
„Ich will Mitglied werden bei euch“,
sagt sie zu Max und Jana,
den Anführern der Suppenbande.

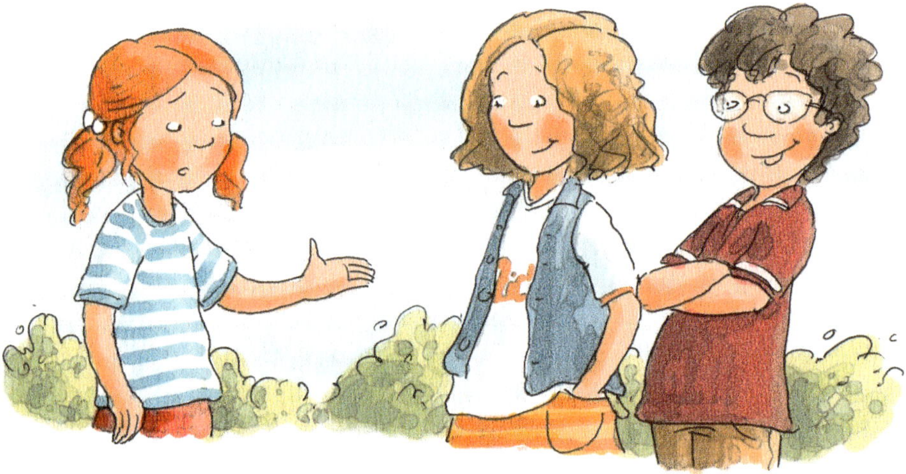

Max zieht nur verächtlich
die Augenbrauen hoch.
„Wenn du die gepfefferte
Aufnahme-Prüfung bestehst“,
meint Jana grinsend.
„Gleich nach den Sommerferien . . .“

Am ersten Ferientag findet Lea
Janas Freundschaftsbuch
zwischen ihren Pferdebüchern.
Das sollte sie längst zurückgeben!
Lea macht sich sofort auf den Weg
und klingelt an Janas Haustür.
Aber niemand macht auf.
Ob Jana vielleicht im Garten ist?

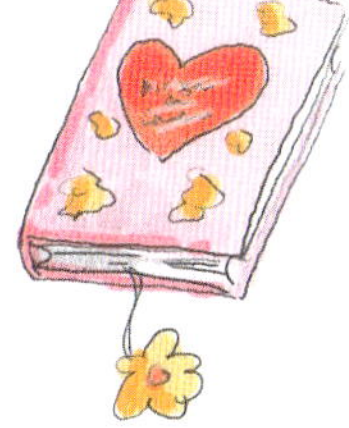

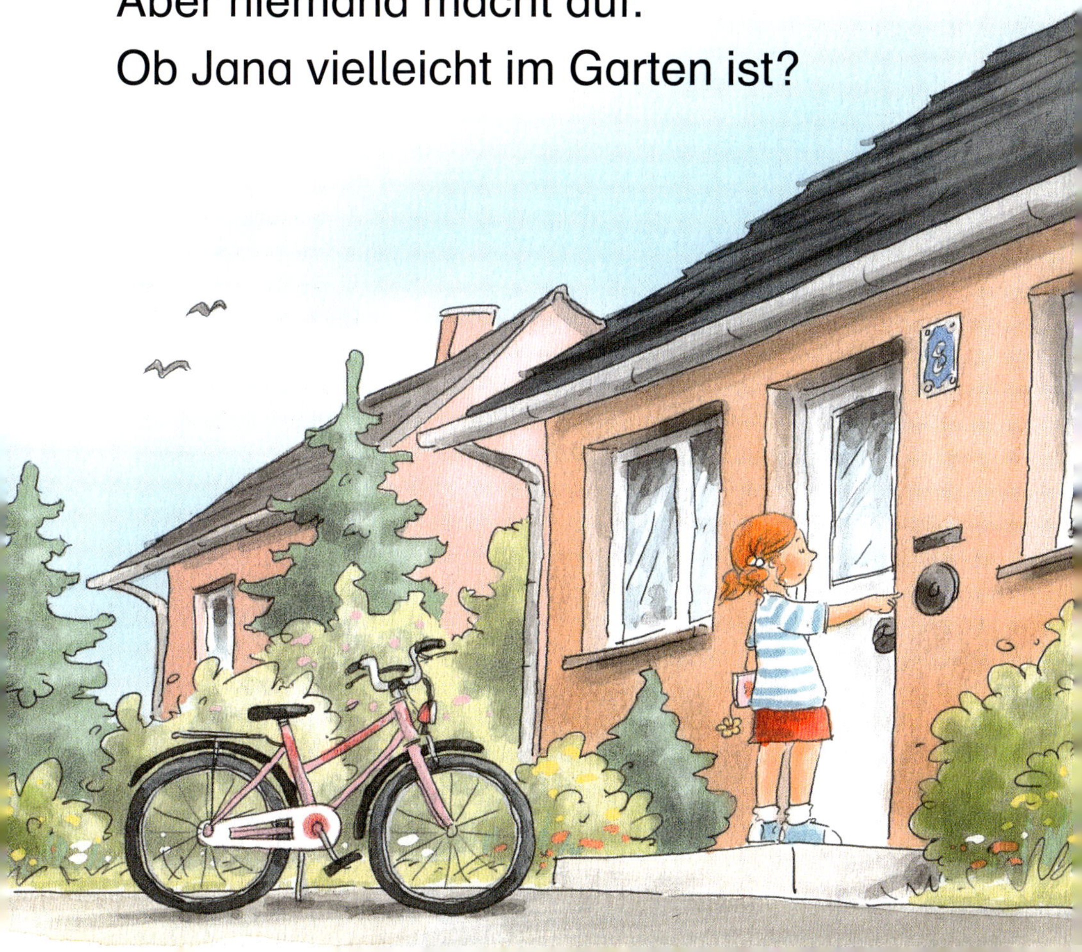

Lea geht ums Haus herum.
In einem riesigen Apfelbaum
entdeckt sie ein Baumhaus.
Und aus dem Baumhaus
dringen vertraute Stimmen.
Ob das der geheime Treffpunkt
der Suppenbande ist?

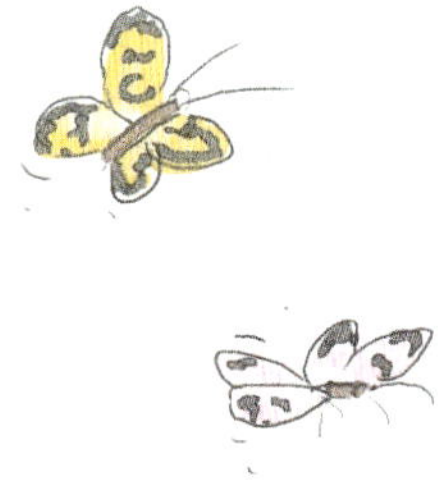

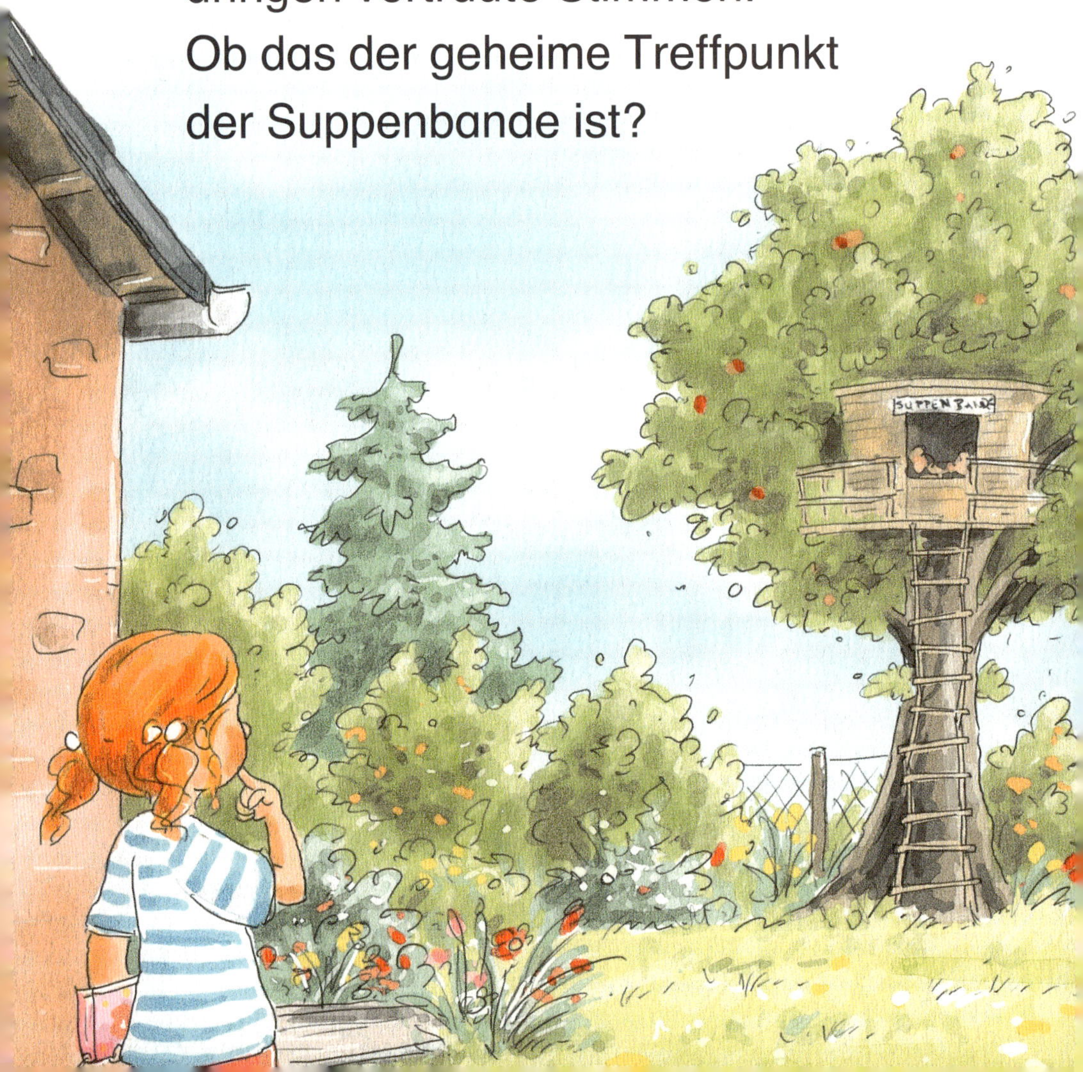

Ein Schreck kommt selten allein

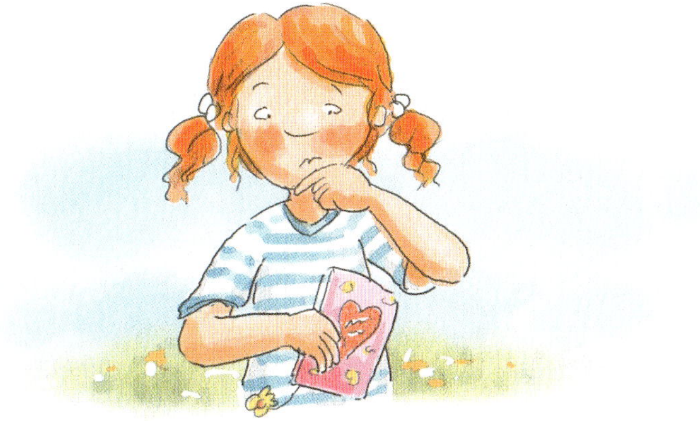

Leas Ohren werden knallrot
vor Aufregung.
Was soll sie nur tun?
Abhauen und
das Freundschaftsbuch
einfach auf den Rasen legen?
Nein, das wäre nicht gut.
Lea wird neugierig.
Was die Suppenhelden wohl gerade
in ihrer Geheimzentrale besprechen?

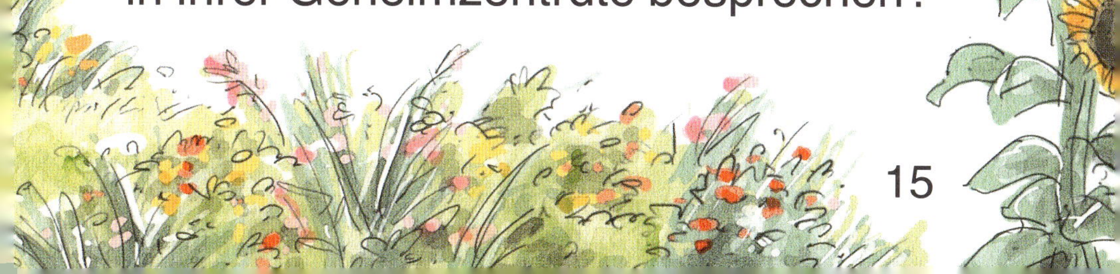

Geduckt huscht Lea
über den Rasen.
Dann steigt sie
die krumme Holzleiter
zum Baumhaus hoch.

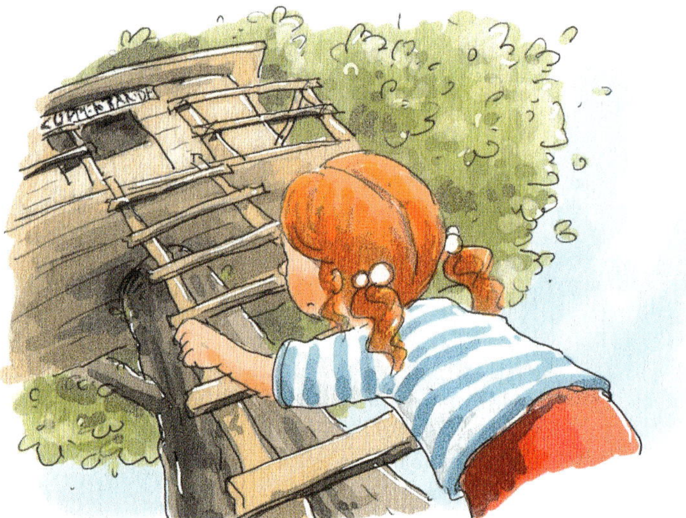

„. . . am Liliensee? Ojemine!“,
hört Lea die Stimme von Jana.
„Ist das nicht viel zu gefährlich?“

Lea hält die Luft an.
Im Liliensee?
Da wohnt doch das Wassermonster!
Dann fällt der Name Lea.
Lea? Die sprechen von ihr!
Lea fällt fast von der Leiter
vor Schreck.

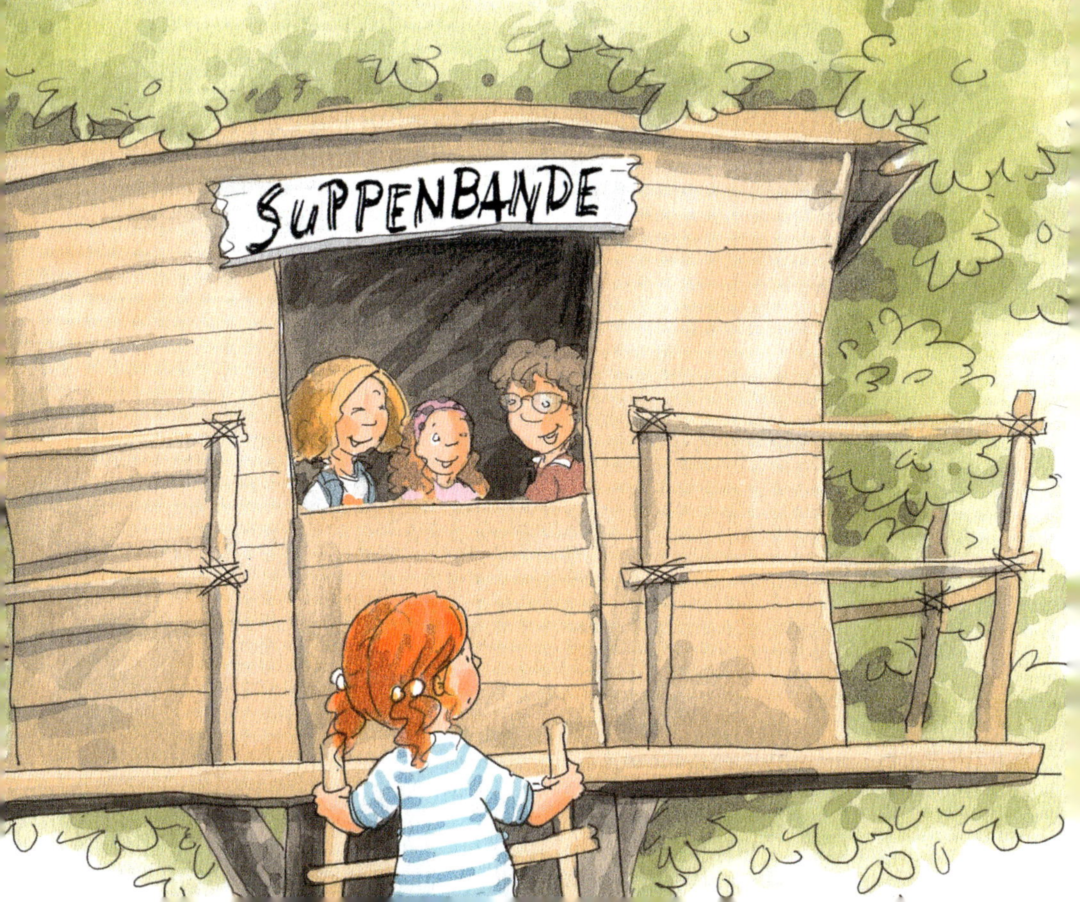

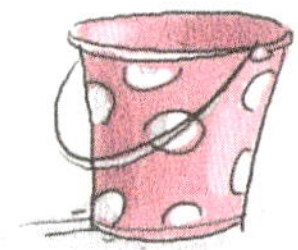

Jetzt sagt Max etwas
von einer Schwimmwette
mit einem Eimer.
Lea wird heiß und kalt.
Soll sie etwa im See schwimmen?
Und mit einem blöden Eimer
das Wassermonster bezwingen?
Ist das ihre Aufnahme-Prüfung?
Lea rutscht hastig von der Leiter –
nichts wie weg hier!
Wie der Blitz radelt sie nach Hause.

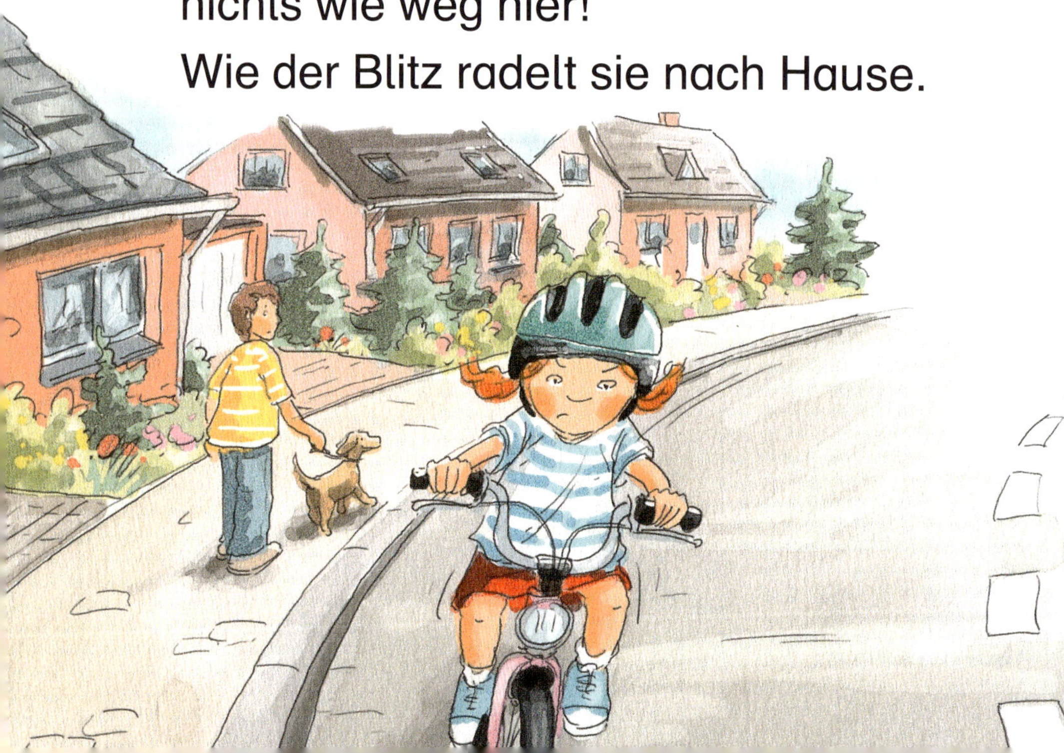

Total außer Atem platzt Lea
ins Zimmer ihres Bruders Konrad.
„Das ist die fieseste Mutprobe
der ganzen Welt“,
motzt Lea los.

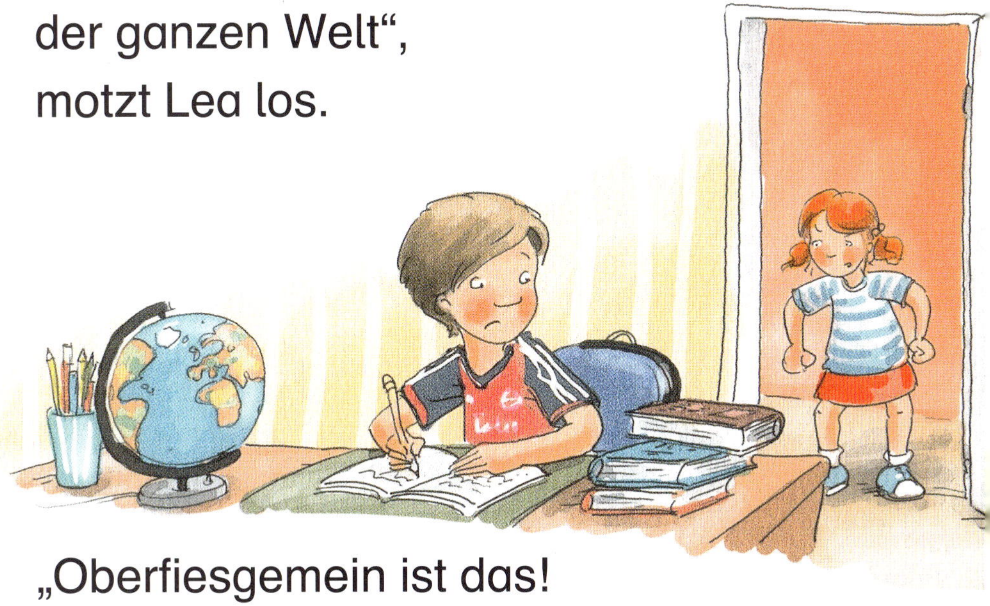

„Oberfiesgemein ist das!
Mit einem Eimer soll ich
im Liliensee schwimmen.
Dabei wissen die genau,
dass ich nicht schwimmen kann!
Und dann noch das Wassermonster!
Ich bin doch nicht lebensmüde!“

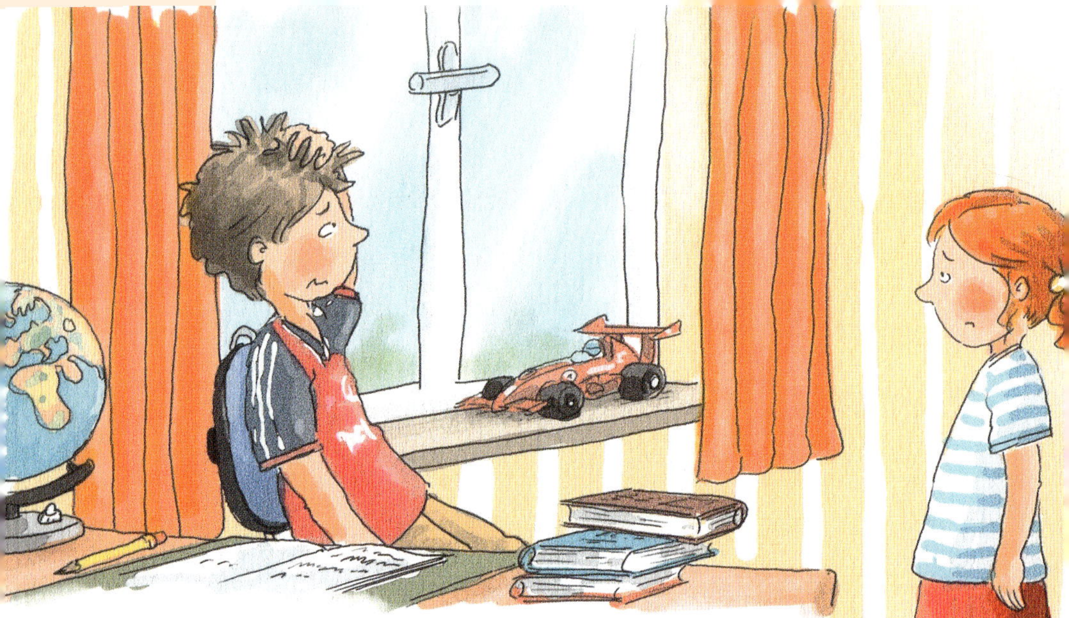

Konrad kratzt sich am Kopf
und verdreht genervt die Augen.
„Mit einem Eimer
im Liliensee schwimmen?
Das ist doch totaler Quatsch!
Bist du sicher,
dass du dich nicht verhört hast?“
Lea zieht eine Schnute
und zuckt mit den Schultern.
„Na ja, so ganz sicher
bin ich mir nicht.“

„Du und deine Wasserangst“,
lästert Konrad.
„Du machst dir ja schon
in der Badewanne in die Hose.
So lernst du nie schwimmen!“
„Lerne ich doch“,
giftet Lea zurück.
Aber so richtig sicher
ist sie sich auch nicht.

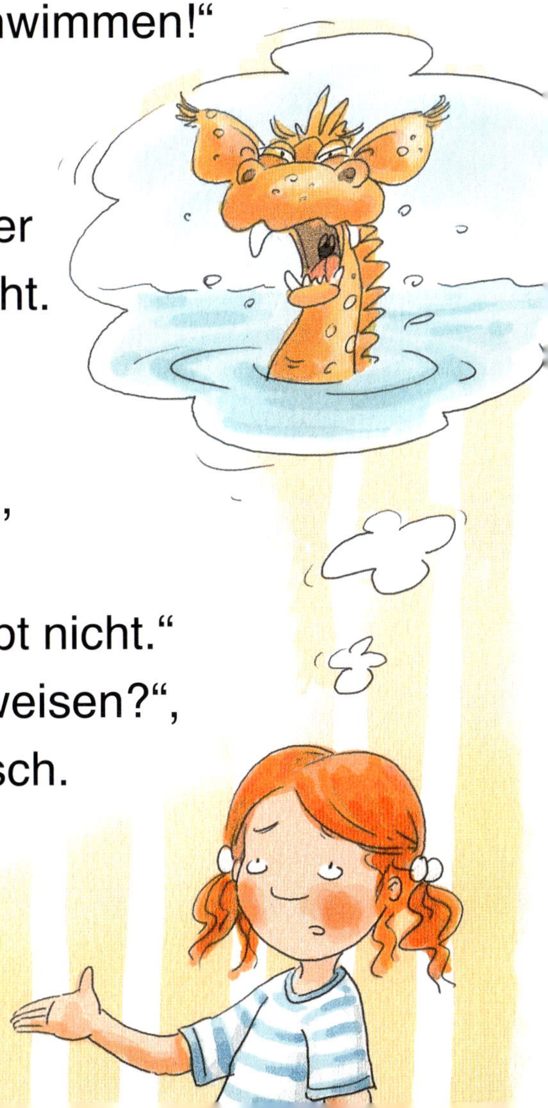

„Wassermonster
sind doch Quatsch“,
legt Konrad nach.
„Die gibt’s überhaupt nicht.“
„Kannst du das beweisen?“,
fragt Lea misstrauisch.

Abenteuer unter Wasser

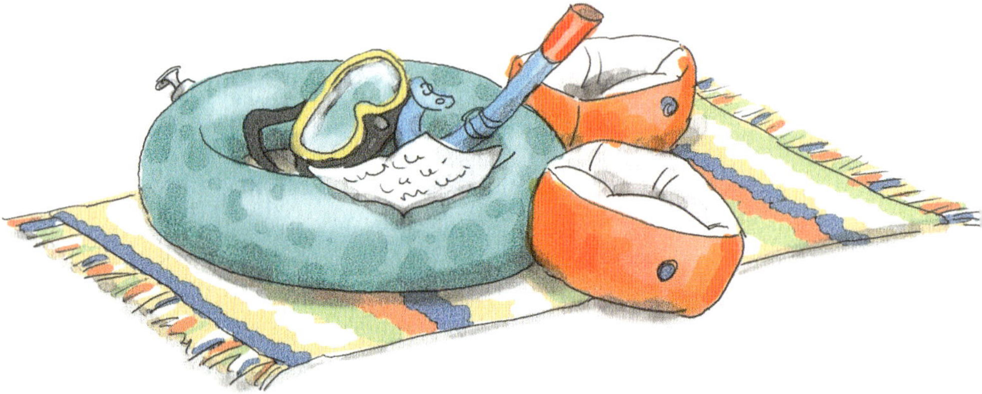

Als Lea am nächsten Morgen
aus den Federn rutscht,
macht sie große Augen.
Ein Schwimmreifen,
zwei Schwimmflügel,
eine Schwimmbrille
und ein Schnorchel
stapeln sich vor ihrem Bett.

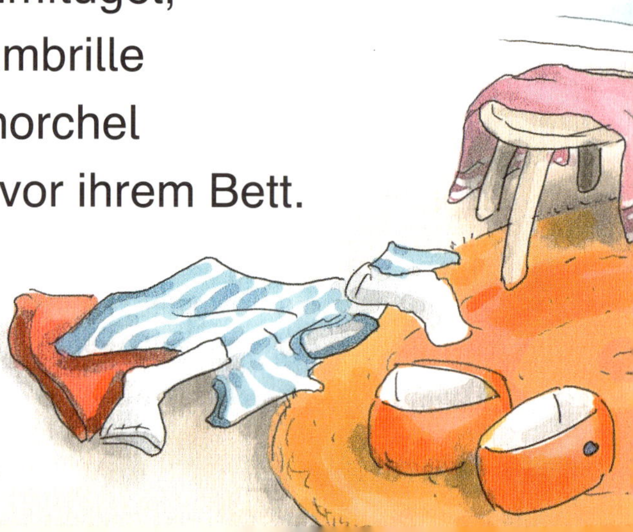

Obendrauf liegt ein Zettel:
„Heute um zwei
geht der Beweis los!
Bei uns im Badezimmer!“
Punkt zwei Uhr lässt Konrad
Wasser in die Badewanne laufen.
Mit Schnorchel und Taucherbrille
muss Lea dann in die Wanne.
Ihr Herz klopft zum Zerspringen.

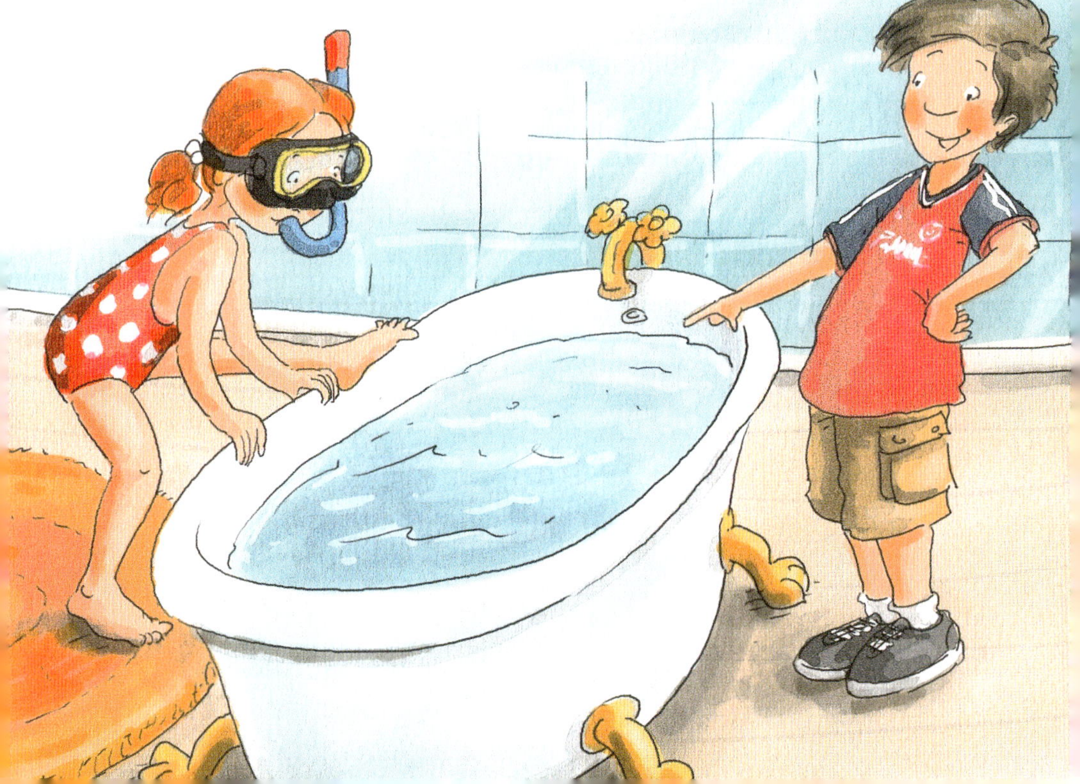

„Jetzt den Kopf unter Wasser“,
befiehlt Konrad mit strenger Miene.
„Die Suppenbande kann
keine Angsthasen gebrauchen.“
Lea probiert den Schnorchel.
Er funktioniert.
Dann atmet sie dreimal tief durch
und lässt den Kopf
unter Wasser sinken.
Der Schnorchel guckt oben raus.

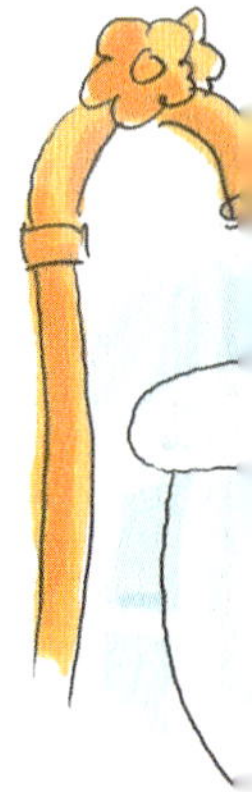

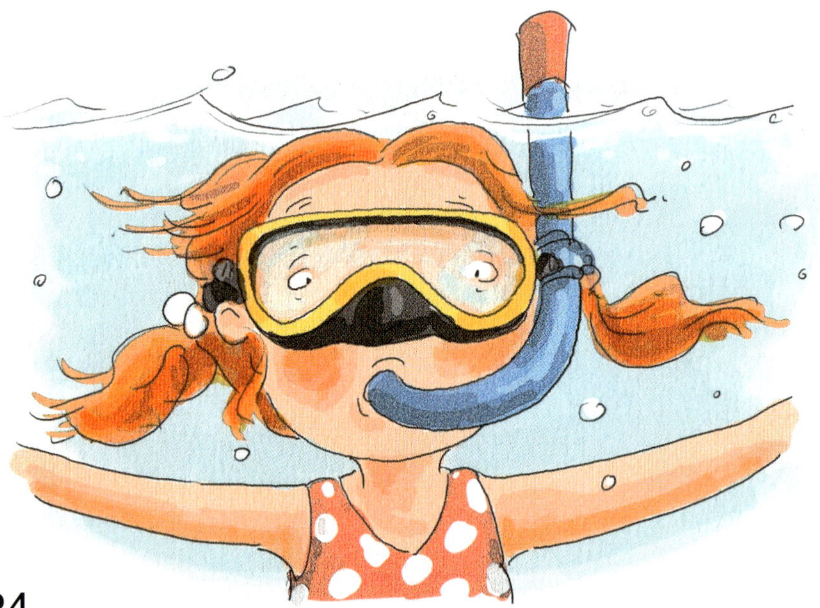

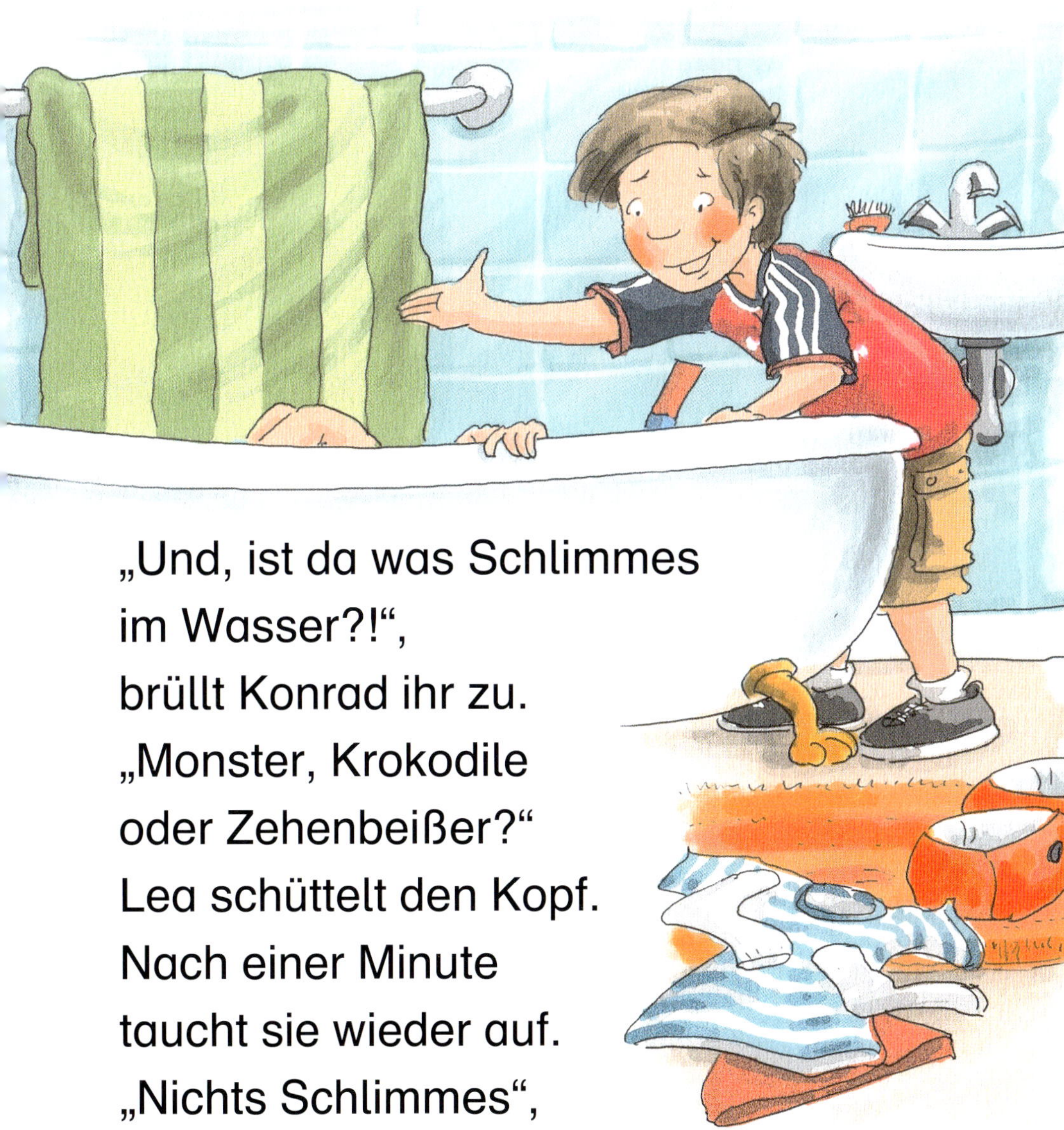

„Und, ist da was Schlimmes
im Wasser?!“,
brüllt Konrad ihr zu.
„Monster, Krokodile
oder Zehenbeißer?“
Lea schüttelt den Kopf.
Nach einer Minute
taucht sie wieder auf.
„Nichts Schlimmes“,
nuschelt sie kleinlaut.
„Nur meine Beine, mein Bauch
und der Badewannen-Stöpsel.“

Lilien- oder Monstersee?

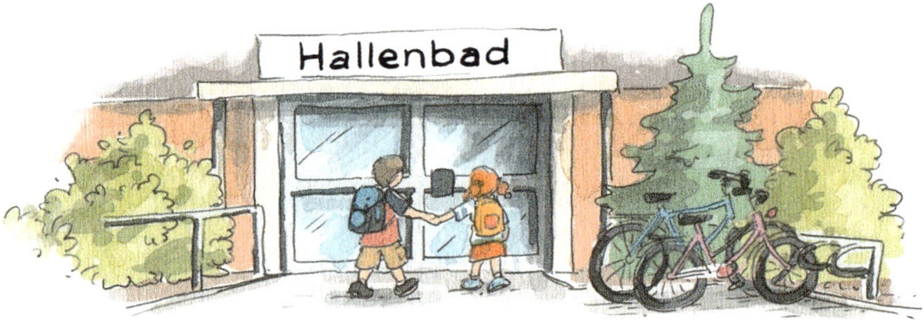

Als Lea wieder angezogen ist,
geht Konrads Beweis weiter:
im Hallenbad!
Lea würde sich am liebsten
aus dem Staub machen.
Aber Konrad passt auf.

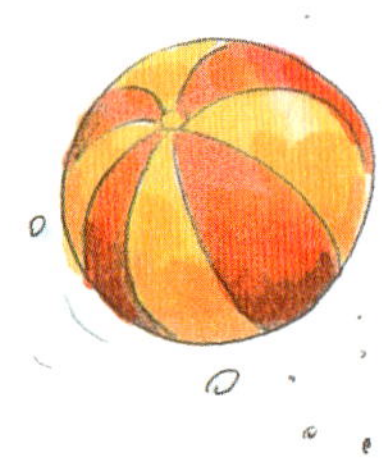

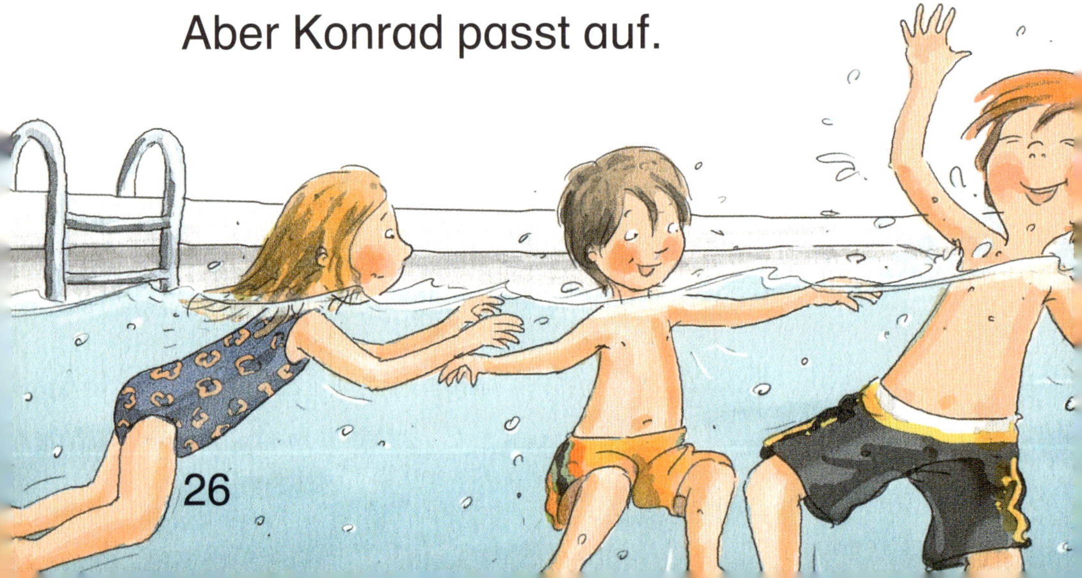

Im Nichtschwimmer-Becken
muss Lea ihren Kopf
wieder unter Wasser halten.
Schon nach sechs Sekunden
taucht sie wieder auf.

„Das ist ja vielleicht lustig!“,
prustet Lea los.
„Alles voller Menschenfische!
Wie in einem Aquarium!
Und überall
zappeln Arme und Beine!“

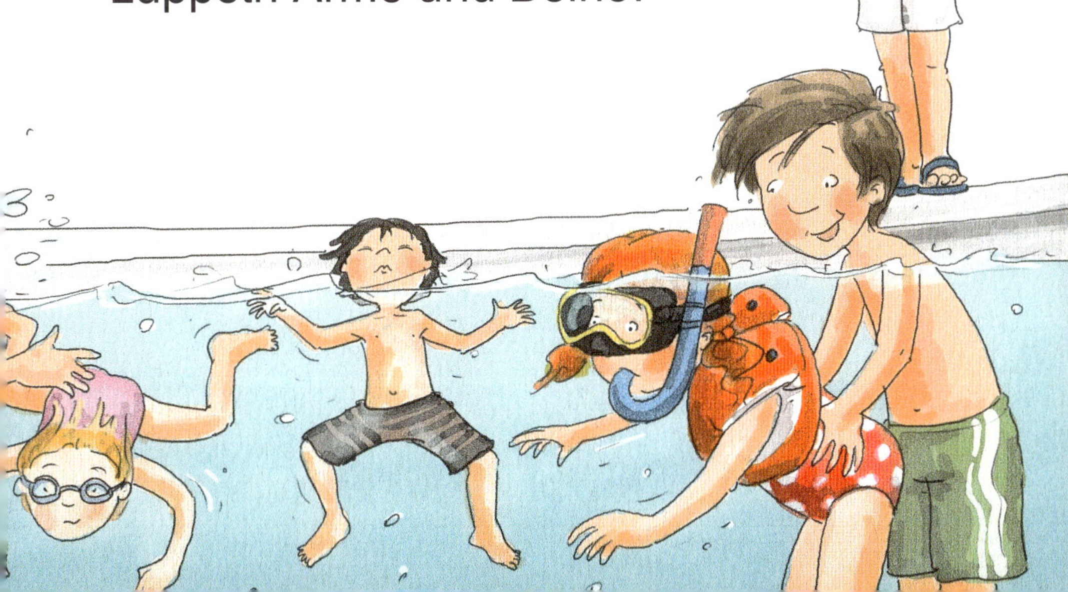

„Ach nee“, sagt Konrad und grinst.
„Und wirklich nichts,
was einem Angst machen könnte?“

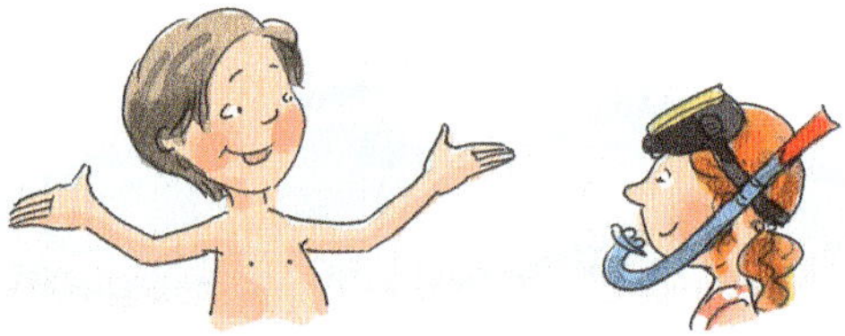

Am dritten Ferientag folgt Teil drei
von Konrads Unterwasser-Beweis.
Gemeinsam mit ihren Eltern
fahren sie zum Liliensee:
dem berüchtigten Monstersee!
Stumm wie ein Fisch
sitzt Lea im Auto.
Sie hat Angst.
Soll sie eine Erkältung vortäuschen?
Dann muss sie nicht ins Wasser.
Aber Suppenhelden
sind nicht feige . . .

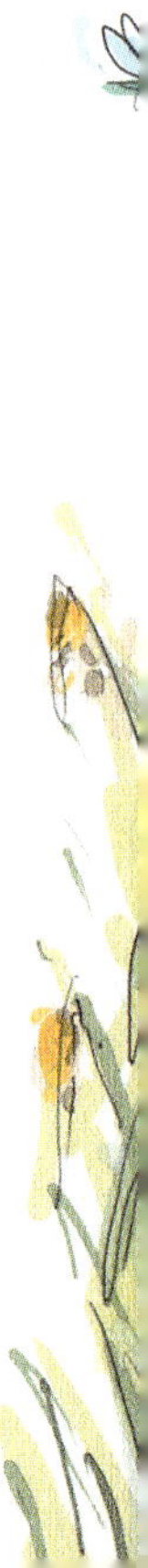

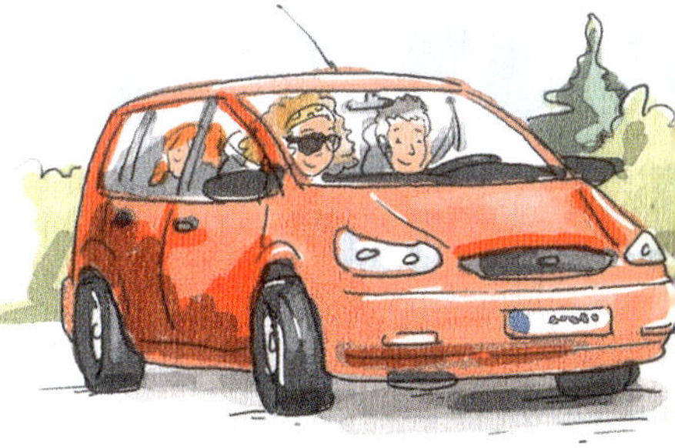

Ausgerüstet mit
einem Schwimmreifen,
zwei Schwimmflügeln,
Taucherbrille und Schnorchel,
stakst Lea langsam ins Wasser.
Konrad weicht ihr nicht von der Seite.
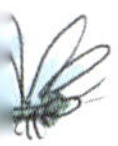
Immer wieder schaut Lea sich um.
Aber da ist nichts Verdächtiges.
Nicht ein Monsterhaar ist zu sehen.

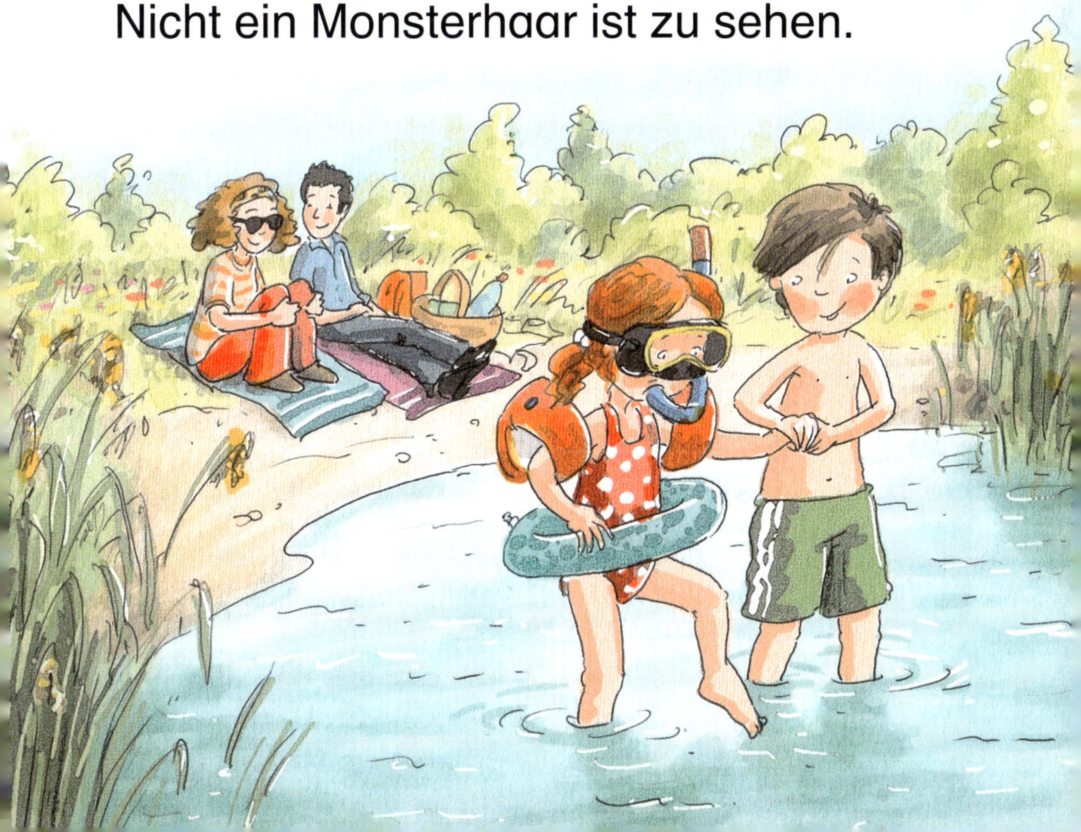

Dann paddeln sie
ein bisschen im Wasser herum.
Untergehen geht ja nicht
mit den vielen Schwimmhilfen!
„Los, Lea, jetzt tauch unter“,
befiehlt Konrad.
Er atmet ein, hält die Luft an
und macht es Lea vor.
Ganz ohne Schnorchel und Brille.

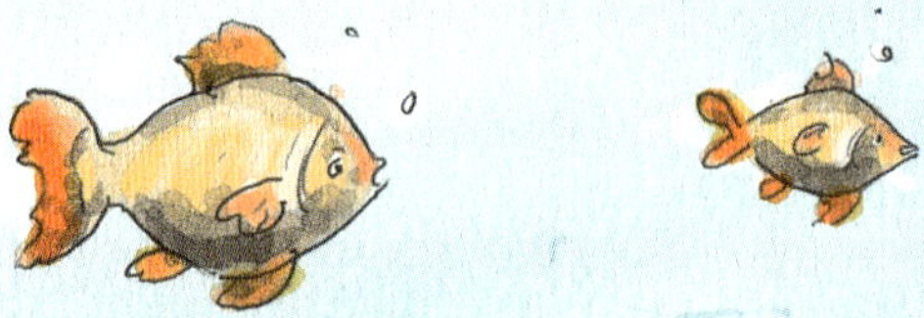

Langsam lässt Lea ihren Kopf
ins Wasser sinken.
Was ist denn das?
Leas Augen werden groß.
Unter Wasser ist es spannend
wie in einem Abenteuerfilm!

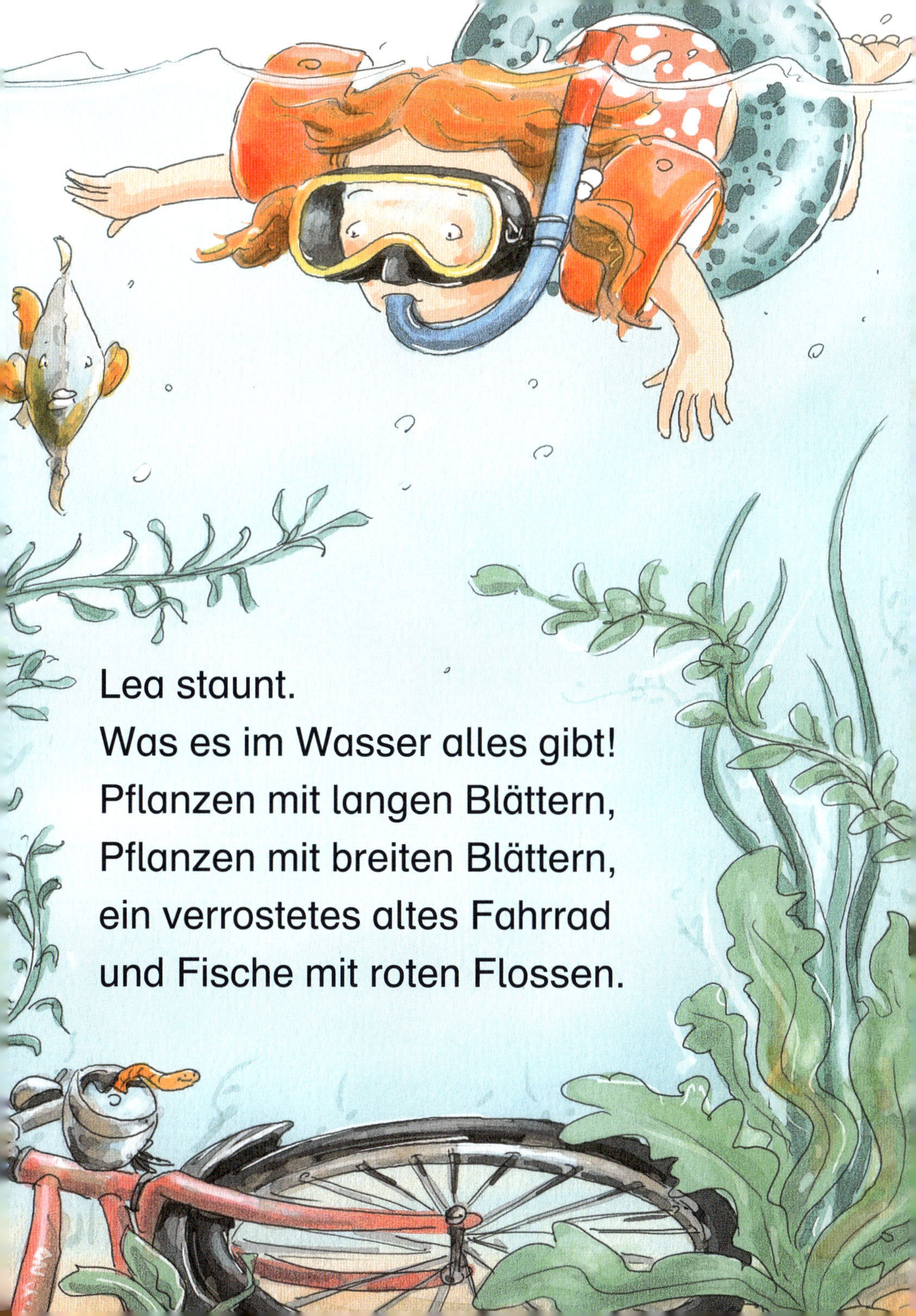

Lea staunt.
Was es im Wasser alles gibt!
Pflanzen mit langen Blättern,
Pflanzen mit breiten Blättern,
ein verrostetes altes Fahrrad
und Fische mit roten Flossen.

Aber was, wenn sich doch irgendwo
ein Wassermonster versteckt?
Plötzlich bekommt Lea Angst.
„Ich will weg!“, brüllt Lea los
und schlägt wild um sich.
Aber Konrad bleibt ganz ruhig.
„Und jetzt machst du
ein paar Schwimmbewegungen.
Die kannst du doch, Lea.“

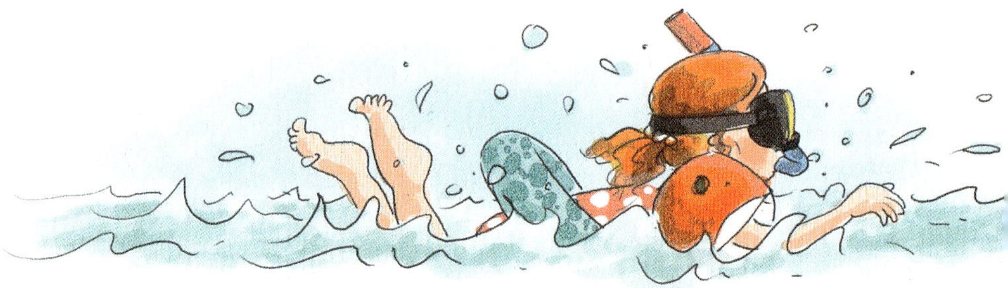

Lea paddelt herum
wie ein kleines Hündchen.
Eins mit Schwimmflügeln allerdings.
Schließlich klappt es besser.
Und Lea bekommt neuen Mut.

„Mit einem Eimer in den Liliensee,
wenn's weiter nichts ist",
sagt Lea beim Abendbrot.
„Sagt ja keiner,
dass Schwimmflügel verboten sind."
Konrad zeigt Lea einen Vogel.
„Eine Suppenheldin mit Schwimmis.
Da lachen ja die Hühner."
„Wie wär's, wenn du dich
noch mal zu einem Schwimmkurs
anmeldest, Lea?",
schlägt Papa vor.
„Vielleicht klappt es jetzt
ja besser . . ."

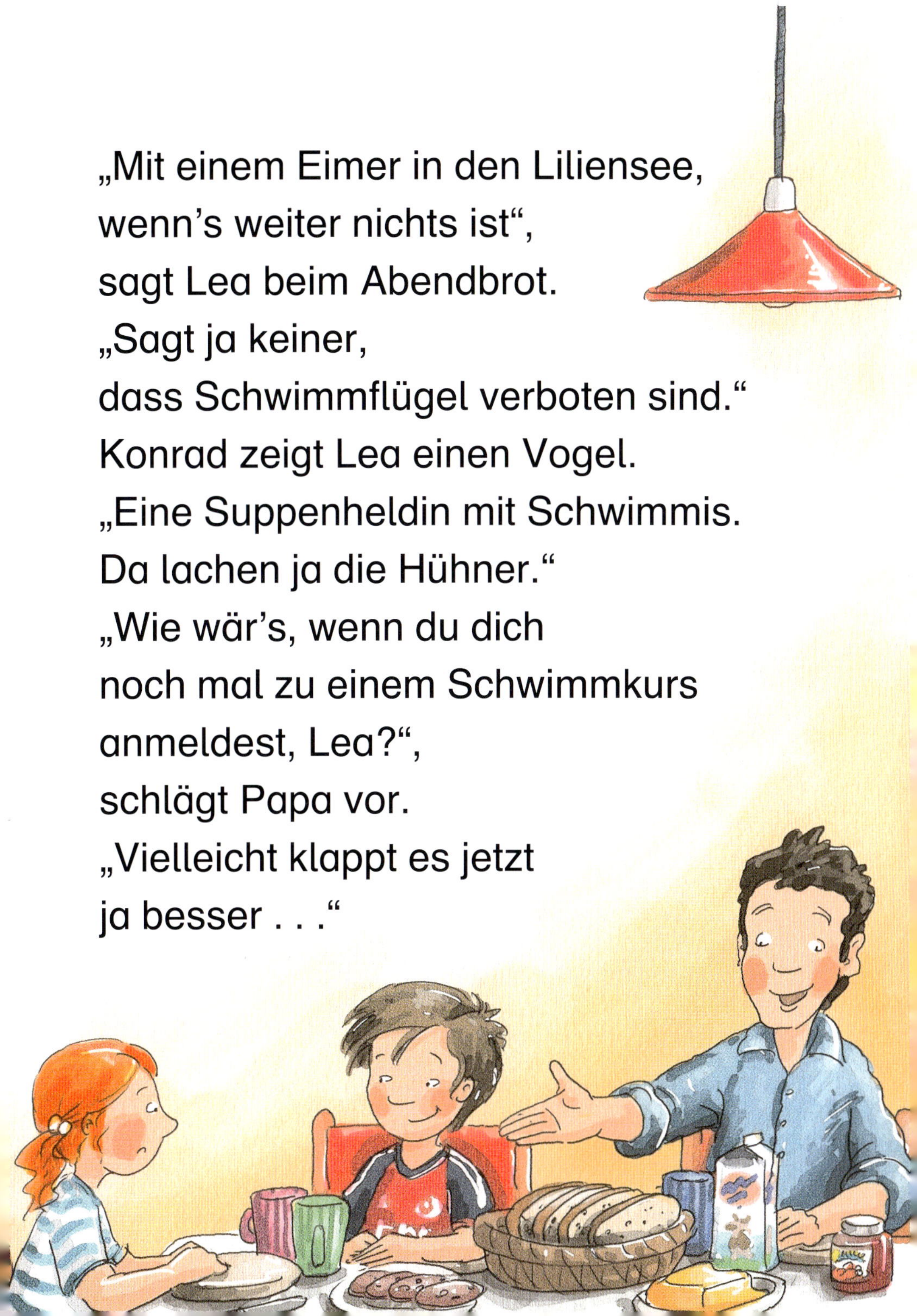

Lea lernt schwimmen

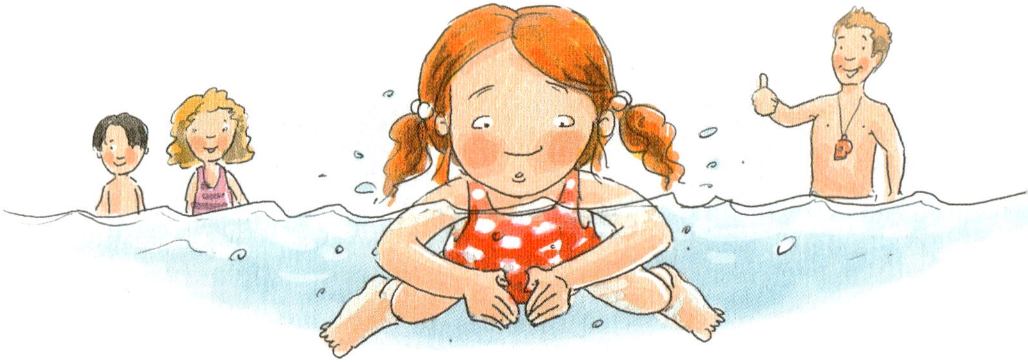

Eine Woche später
ist es so weit.
Leas zweiter Schwimmkurs startet.
Die Übungen sind nicht leicht.
Aber Lea gibt nicht auf.
Wie durch ein Wunder bleibt sie
auch ohne Schwimmhilfen
über Wasser.
Es trägt sie mit unsichtbarer Hand.
Und bald schon macht Lea
richtige Schwimmbewegungen.

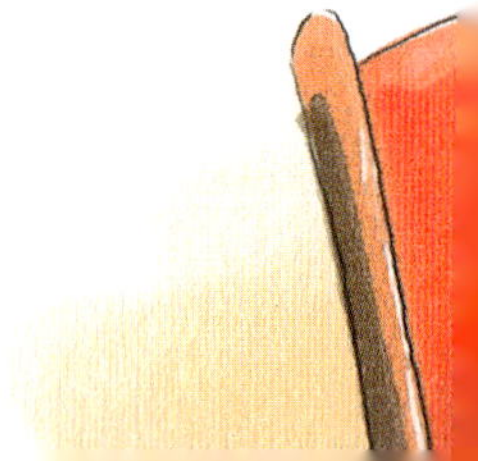

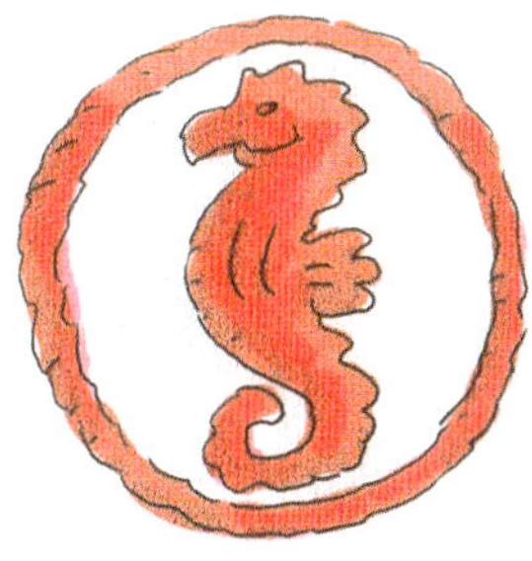

Zwei Wochen später hat Lea
ihr Seepferdchen gemacht!
Konrad ist so stolz
auf seine Schwester.
Beim Frühstück steht
ein kleiner lila Sandkasteneimer
auf Leas Teller.
„Den kannst du mit
in den Monstersee nehmen“,
witzelt Konrad.
Aber das findet Lea
gar nicht lustig.

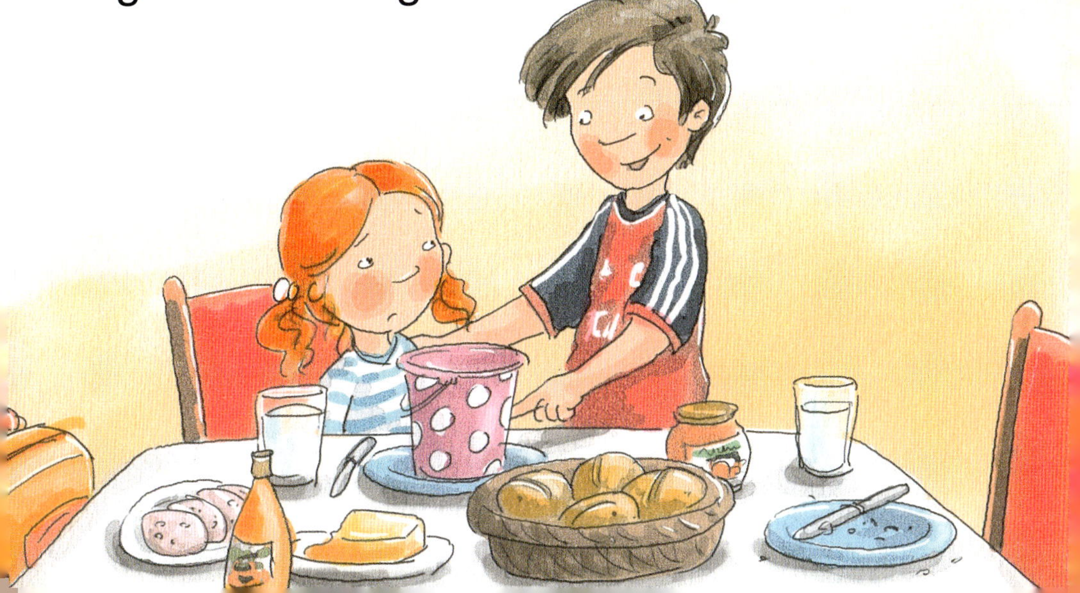

Am ersten Schultag nach den Ferien
taucht Jana neben Lea
auf dem Schulhof auf.
„Morgen ist es so weit“,
sagt sie mit ernstem Gesicht.
„Um drei am Abenteuer-Spielplatz.
Wir werden alle da sein.“

Abends kann Lea nicht einschlafen.
Vor lauter Aufregung.
Was soll sie nur auf dem Spielplatz?
Der Monstersee ist doch
ganz woanders!

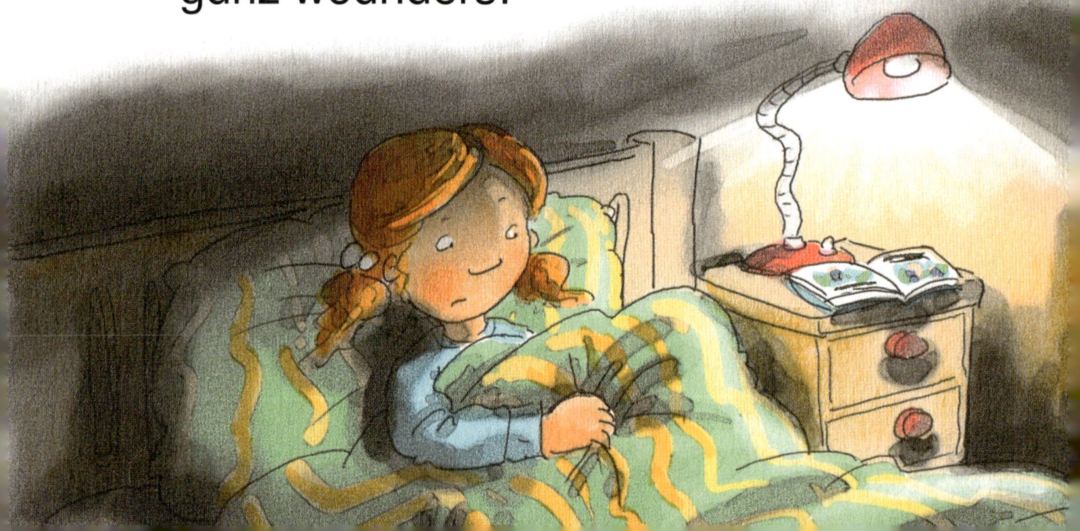

Treffpunkt: Spielplatz

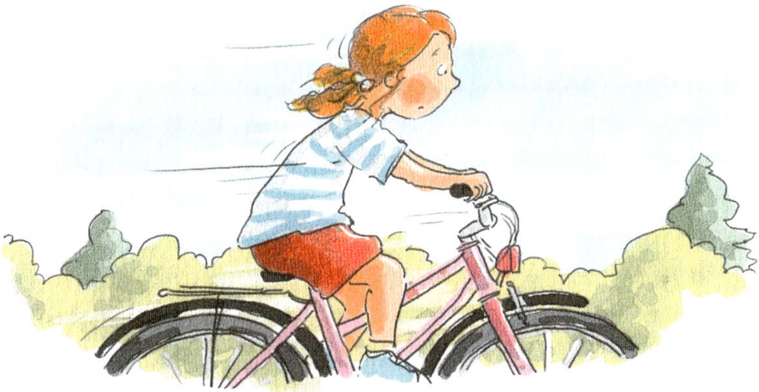

Die Suppenbande ist schon da, als Lea ihr Fahrrad abstellt. Max, Jana, Timi, Mia, Paul, Marie, Emma, Lukas und Julian stecken die Köpfe zusammen. Was die wohl aushecken? Nach einer halben Ewigkeit winken sie Lea endlich dazu.

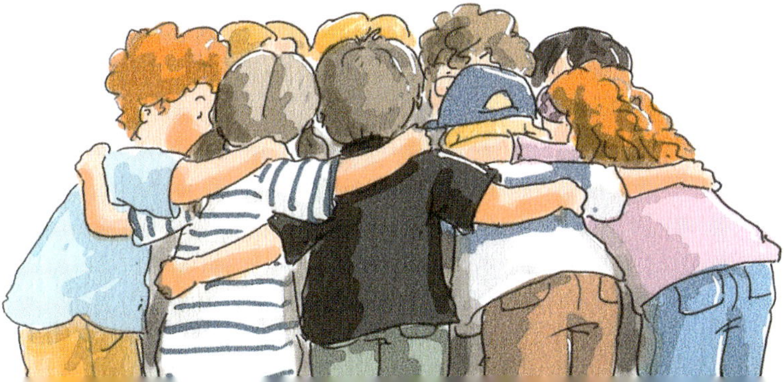

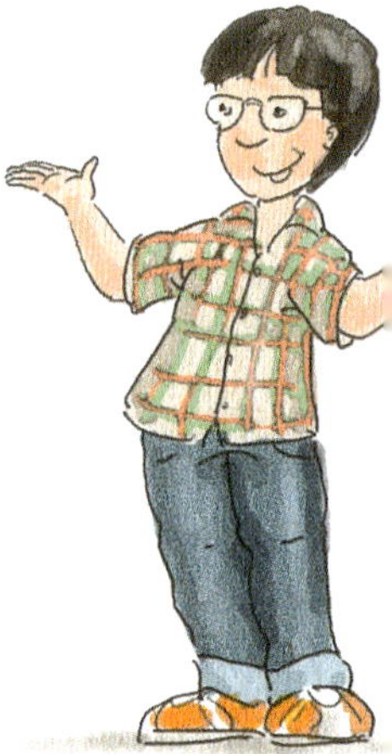

„Wir lassen heute
das Glück entscheiden“,
verkündet Paul im Namen aller.
„Wenn du errätst,
was du machen sollst,
dann musst du es nicht machen.“

„Hä?“, platzt es aus Lea heraus.
„Was soll denn das bedeuten?“
„Es ist so“, erklärt Jana.
„Es geht um eine ziemlich
gefährliche Mutprobe.
Wenn du errätst, was es ist,
dann hast du Glück.
Dann kommst du so in die Bande.
Als unser Glücksbringer.“

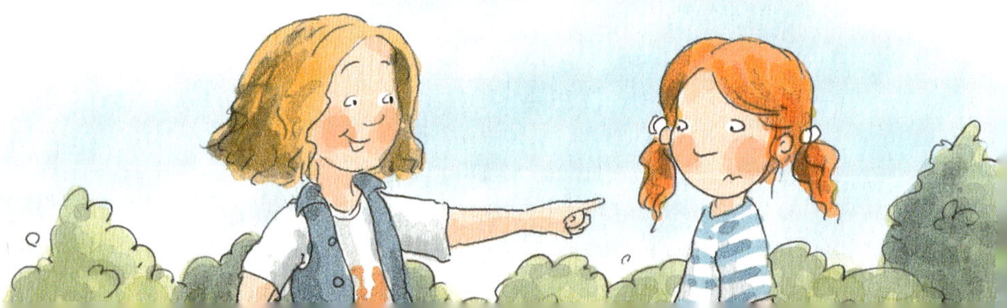

Lea traut ihren Ohren nicht.
Das darf doch nicht wahr sein!
Sie hat ihre Monster-Angst besiegt!
Sie hat schwimmen gelernt!
Und alles umsonst?

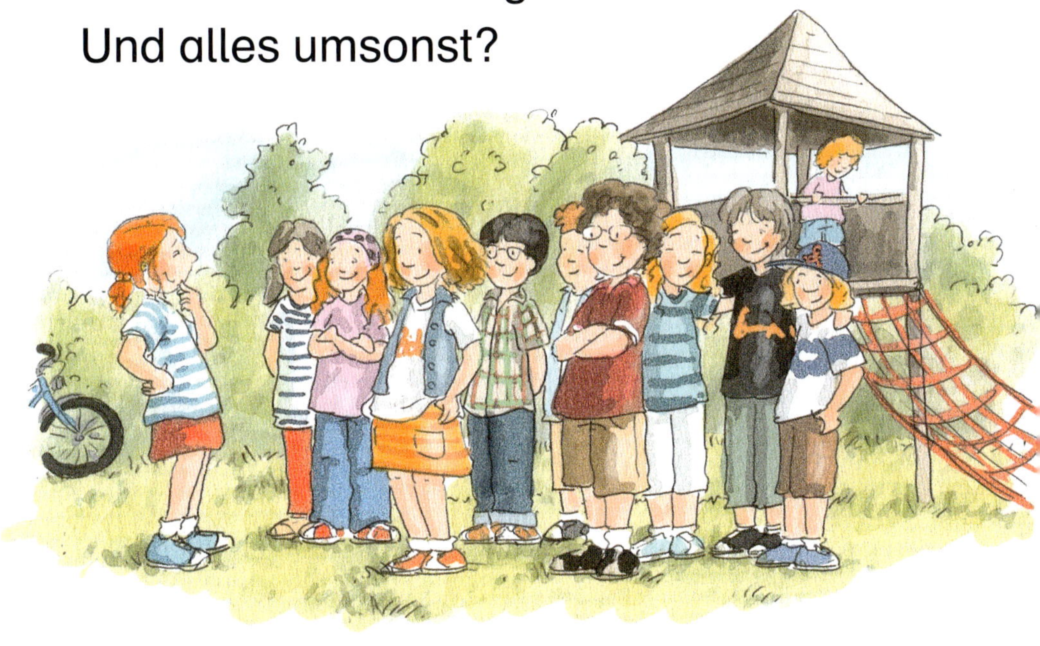

Nein! Darauf hat Lea keine Lust.
Sie will doch kein Maskottchen sein.
Sie wird extra falsch raten.
Sie will ihre Schwimmwette!

„Soll ich mit geschlossenen Augen eine Stunde Fahrrad fahren?“, fragt Lea wie in Zeitlupe.
Die Suppenhelden schütteln die Köpfe.
„Falsch! Weiter!“, befiehlt Max.
„Dreimal darfst du raten.“
„Soll ich zweihundert Käsebrötchen essen?“
„Nein, auch falsch“, antwortet Paul.

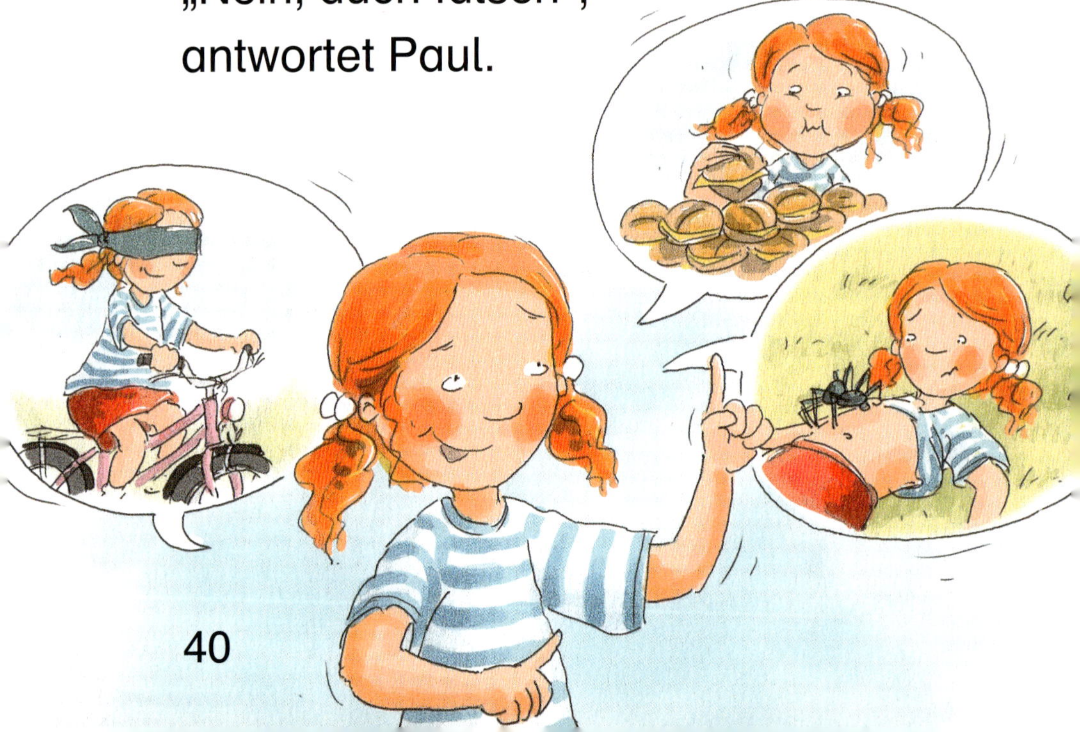

„Soll ich eine dicke Spinne
über meinen Bauch
krabbeln lassen?“
Die Suppenhelden schütteln
die Köpfe.

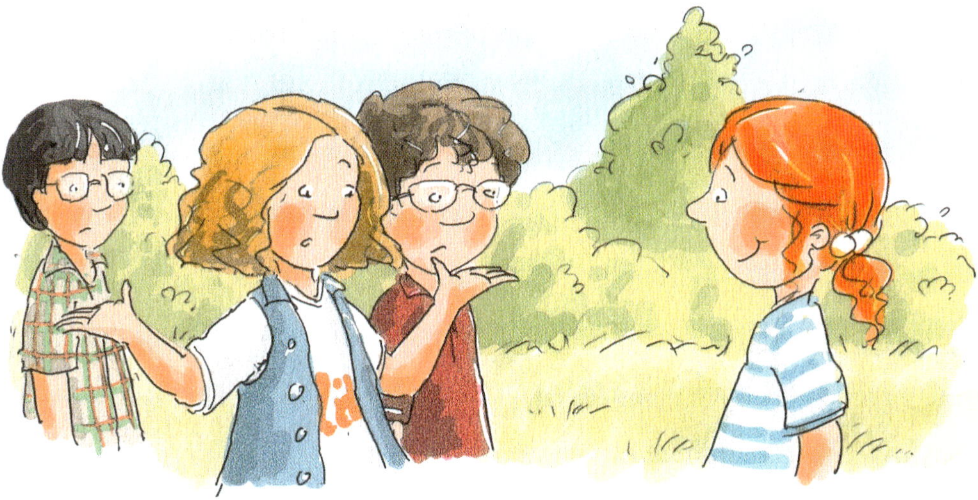

„Leider Pech gehabt, Lea“,
bedauert Jana aufrichtig.
„Jetzt musst du
die Aufnahme-Prüfung machen.
Morgen um drei am Liliensee.“

Eine monsterstarke Mutprobe

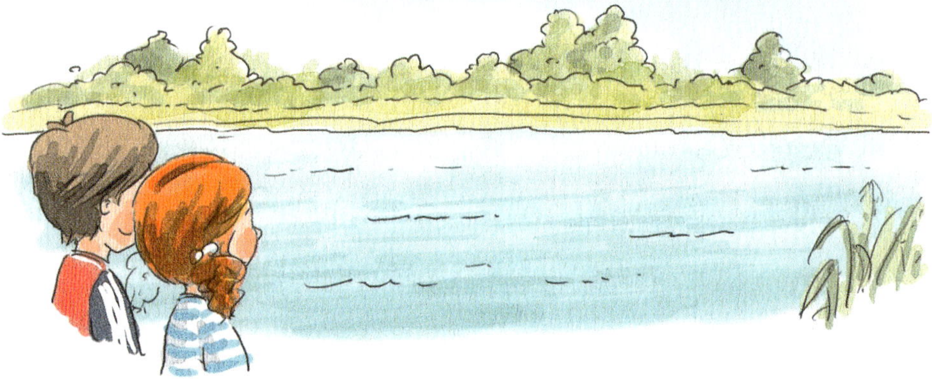

Lea und Konrad treffen als Erste
am Liliensee ein.
Es ist stiller als sonst.
Und das Wasser ist ziemlich kühl.
Lea ist froh,
dass Konrad mitgekommen ist.

Dann kommen die Suppenhelden.
Wie Cowboys steigen sie
von ihren Fahrrädern.

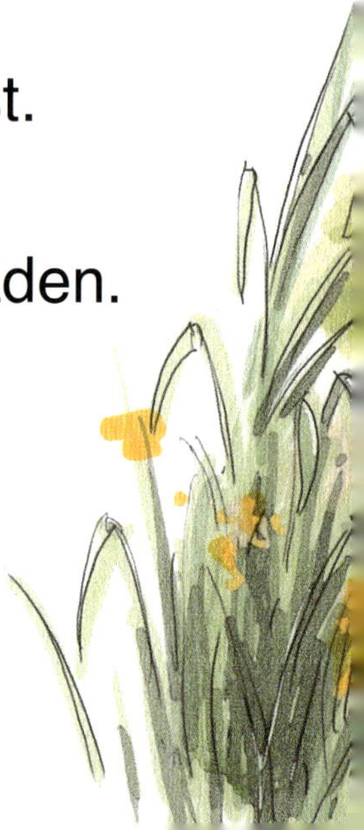

„Soll ich schon losschwimmen?“,
flüstert Lea angespannt.
„Klar, warum nicht?“, findet Konrad,
seelenruhig wie immer.
Lea zieht ihre Sachen aus.
Sie hat ihren Badeanzug
schon drunter angezogen.
Dann setzt sie das Eimerchen
wie einen Hut auf den Kopf
und schreitet langsam in den See.
Als das Wasser ihre Brust erreicht,
beginnt sie, zu schwimmen.

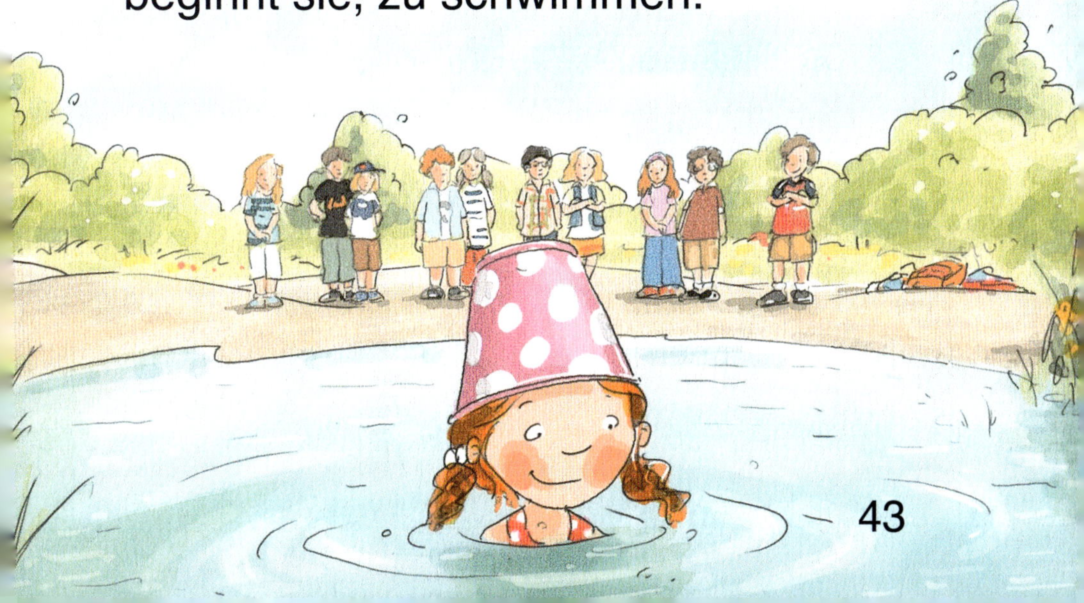

Die Suppenbande baut sich
neben Konrad am Ufer auf.
Entsetzt beobachten sie,
was sich vor ihren Augen abspielt:
Lea riskiert ihr Leben,
um Mitglied in ihrer Bande
zu werden.
Vor Schreck sagt niemand ein Wort.
„Haaaaalt, Lea!
Das Monsteeeer!“,
brüllt Jana da los.
Aber Lea schwimmt ruhig weiter.
Dann nimmt sie das Eimerchen
und lässt es im See versinken.

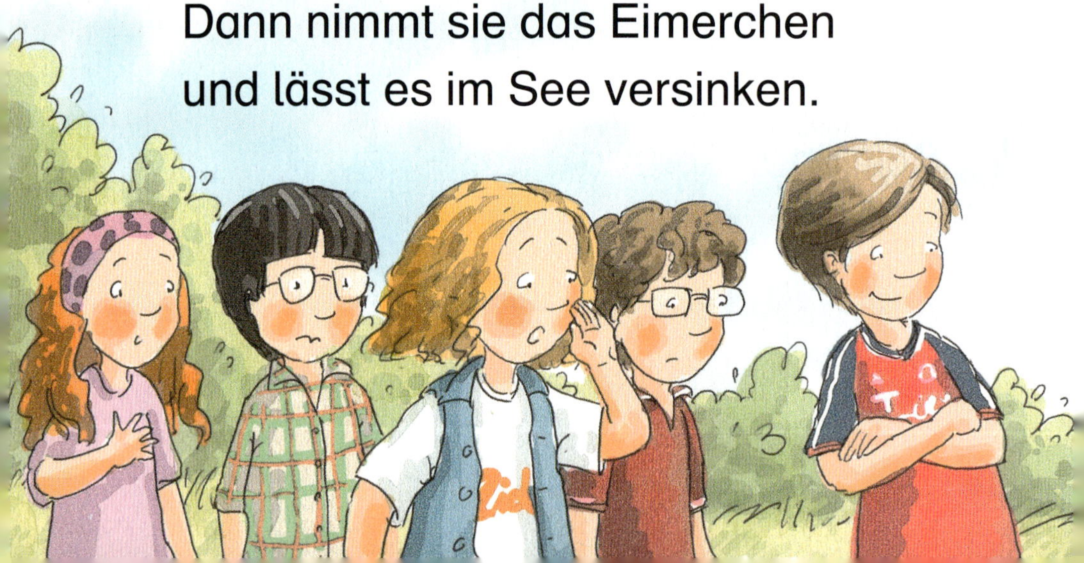

„Lea hat kein bisschen Angst
vor dem Wassermonster“,
raunt Paul.

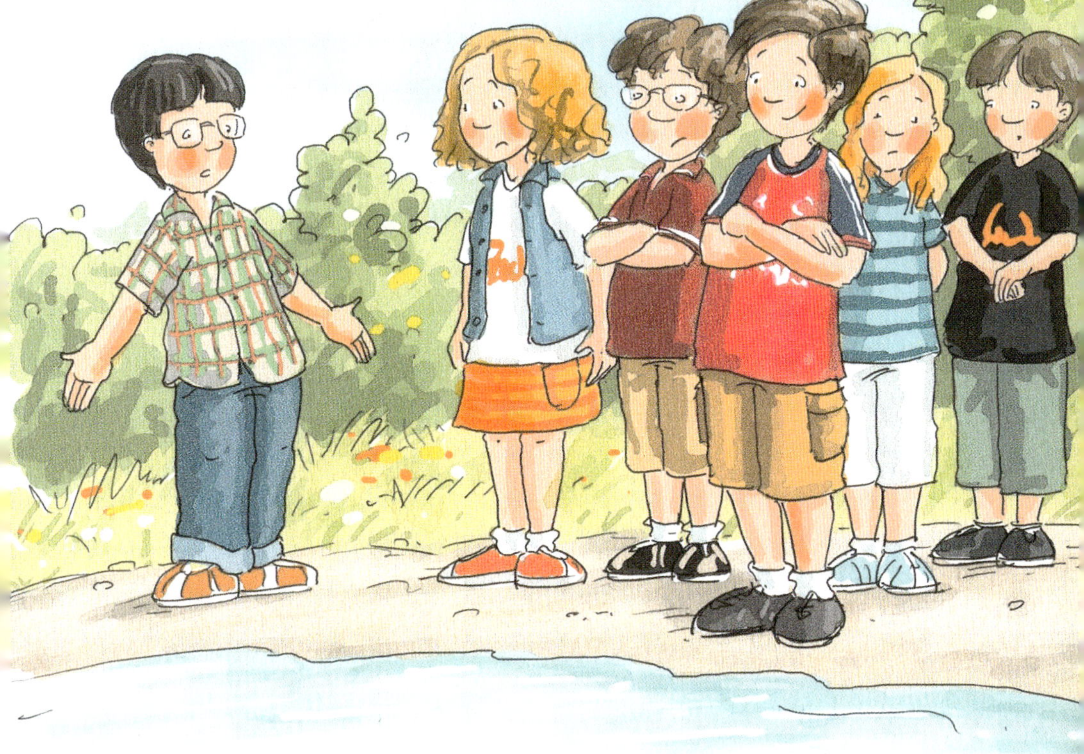

„Seit wann kann die
überhaupt so gut schwimmen?“
Die Suppenbande
ist tief beeindruckt.

Als Lea ans Ufer zurückkommt,
fällt ihr Jana um den Hals.
„Mann, bin ich froh,
dass dir nichts passiert ist!
Bist du verrückt geworden?
Ich dachte, mein Herz bleibt stehen!“

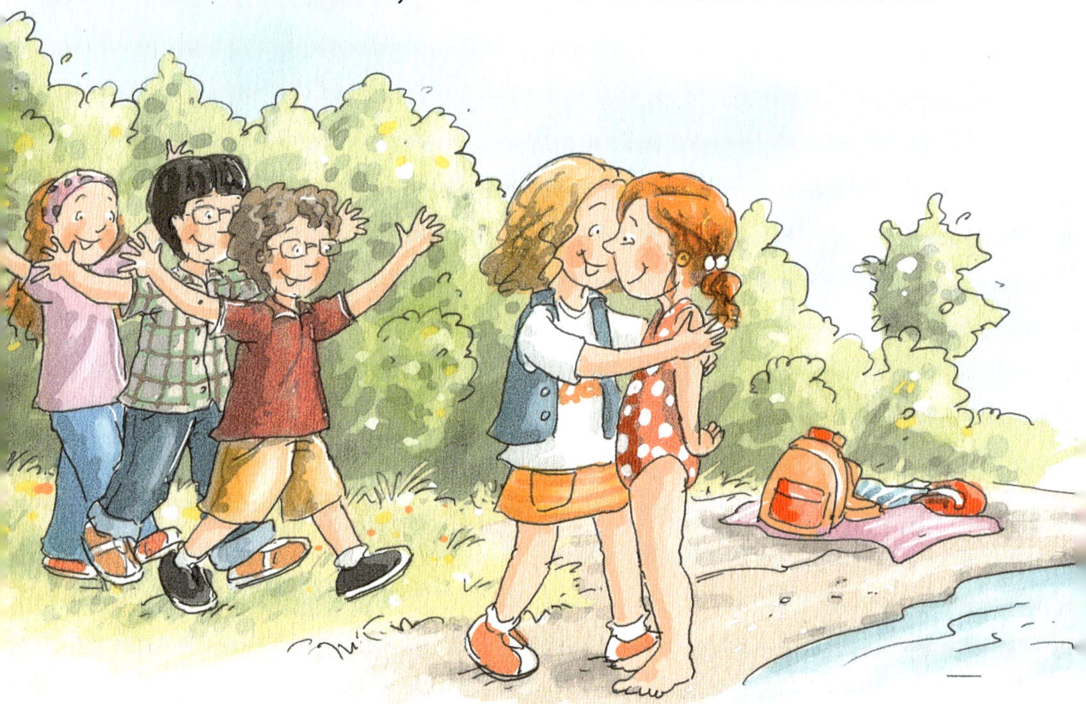

„Wieso?“, fragt Lea verdutzt.
„War doch nur meine Mutprobe.“

Eine echte Suppenheldin

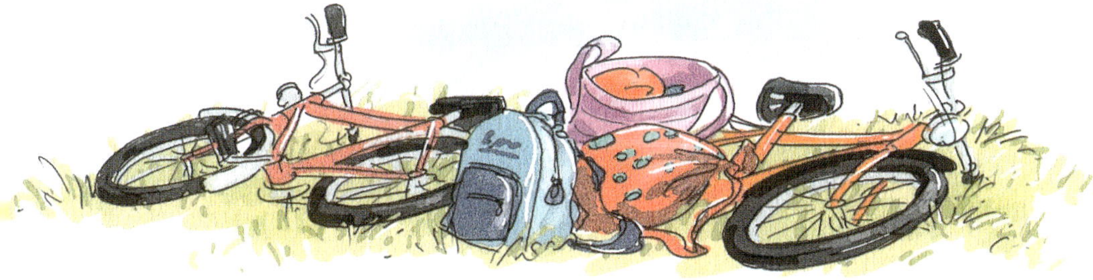

Die Suppenbande ist baff.
„Wie kommst du eigentlich
auf die Sache mit dem Eimer?“,
fragt Mia schlau.
„Davon konntest du doch
gar nichts wissen.“
Lea wird rot wie eine Tomate.

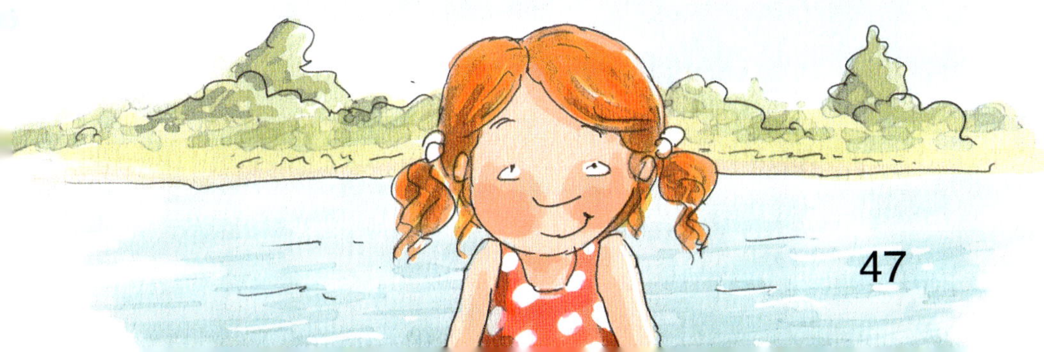

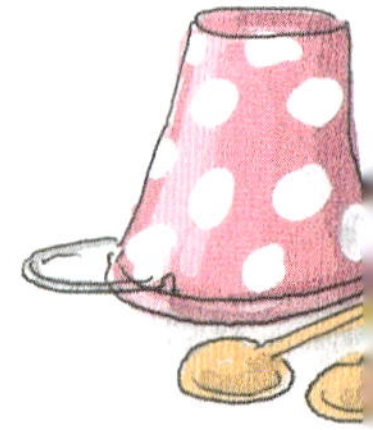

„Genau“, kombiniert Max.
„Du solltest nämlich nur am Ufer auf einem Eimer trommeln und das Wassermonster wecken. Und höchstens bis zu den Knien ins Wasser gehen.“

Lea kann es nicht glauben.
Die Suppenhelden haben tatsächlich Angst vor dem Wassermonster . . .
„Das Wassermonster schläft nie“, stellt Konrad klar.
„Das ist immer wach.
Das weiß doch jeder.“
Er zwinkert Lea zu.

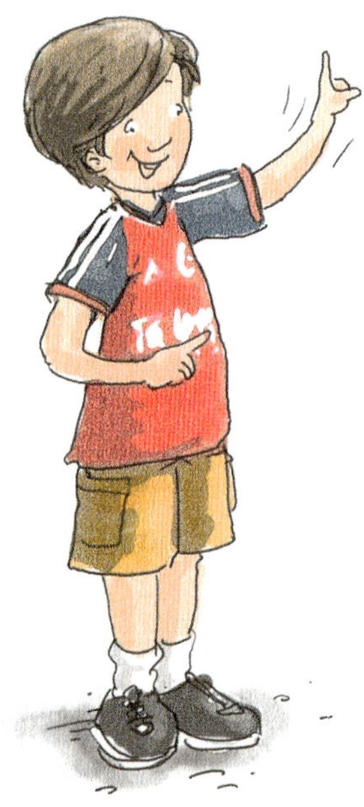

„Ja, es versteckt sich
im Wasserspinat“,
bestätigt Lea düster.
Die Suppenbande
wird immer blasser.

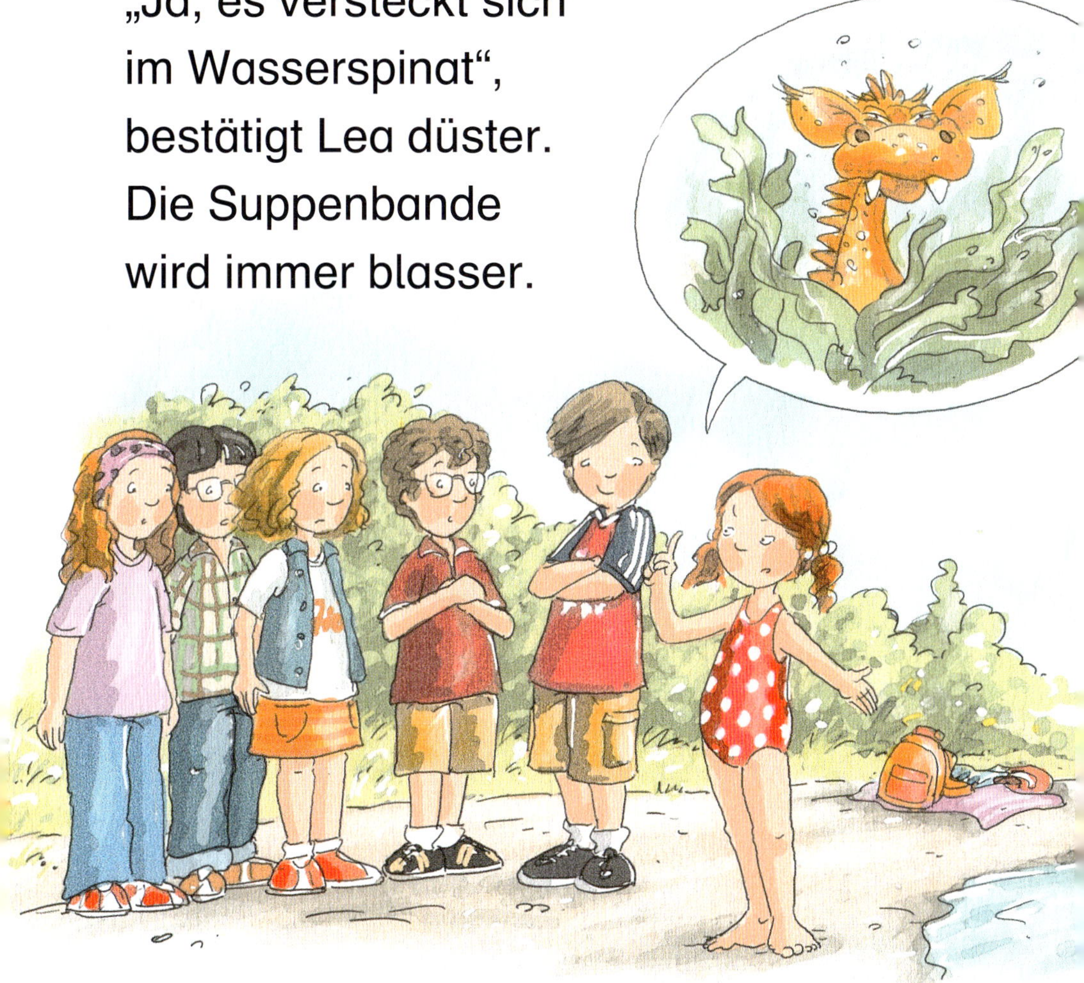

Max, Jana, Timi, Mia, Paul,
Marie, Emma, Lukas und Julian
schleichen zu ihren Fahrrädern.

Als sie endlich zurückkommen,
haben sie eine Urkunde dabei.
Max räuspert sich.

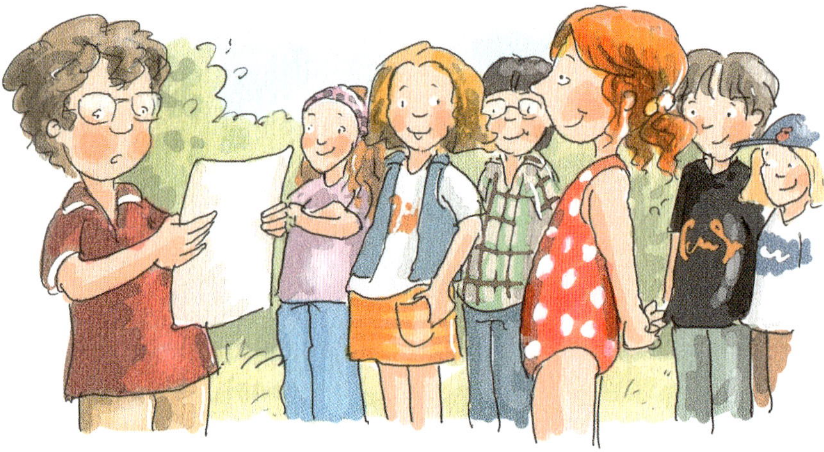

„Liebe Anwesende“, liest er vor.
„Ab heute ist Lea Mitglied
in unserer super Suppenbande.
Ihr Banden-Name ist:
Lea die Mutige.“
„Hipp, hipp, hurra!“, brüllt Konrad
und zieht eine Packung
Schoko-Küsse aus seinem Rucksack.

Lea ist ganz benommen vor Glück.
Sie weiß gar nicht,
was sie am schönsten finden soll:
dass sie endlich schwimmen kann,
dass sie so einen tollen Bruder hat,
dass sie jetzt
eine richtige Suppenheldin ist
oder dass auch waschechte Helden
manchmal Angst haben dürfen!

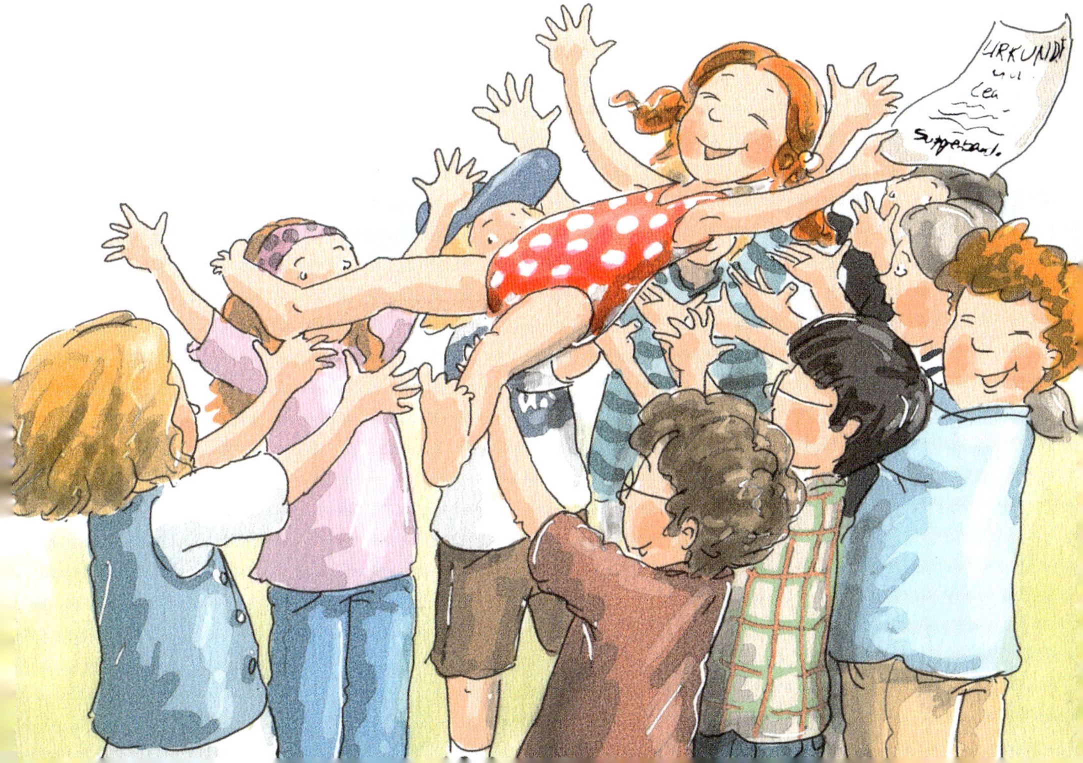

Eine Geschichte für Erstleser

1. Klasse

Der Bücherbär
Eine Geschichte für Erstleser

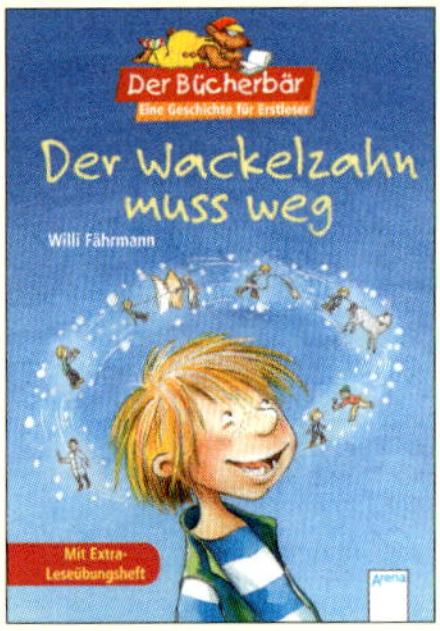

Der Wackelzahn muss weg
ISBN 978-3-401-09461-8

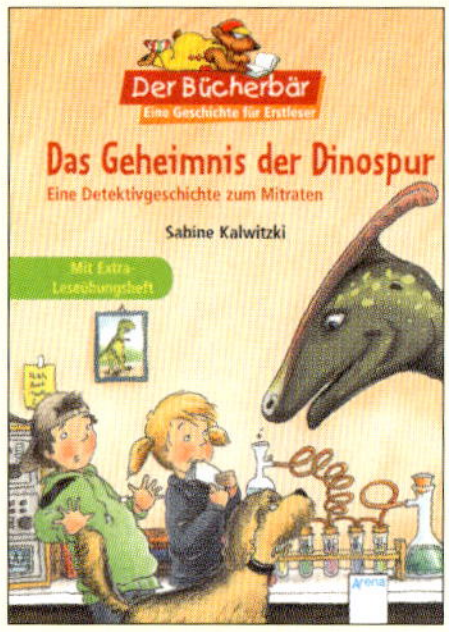

Das Geheimnis der Dinospur
ISBN 978-3-401-09428-1

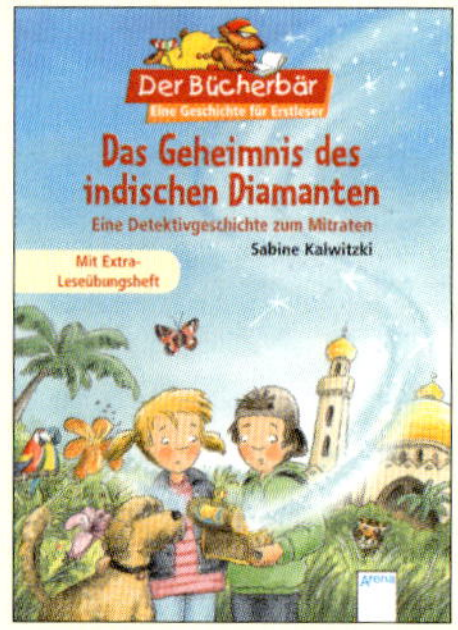

Das Geheimnis des indischen Diamanten
ISBN 978-3-401-09591-2

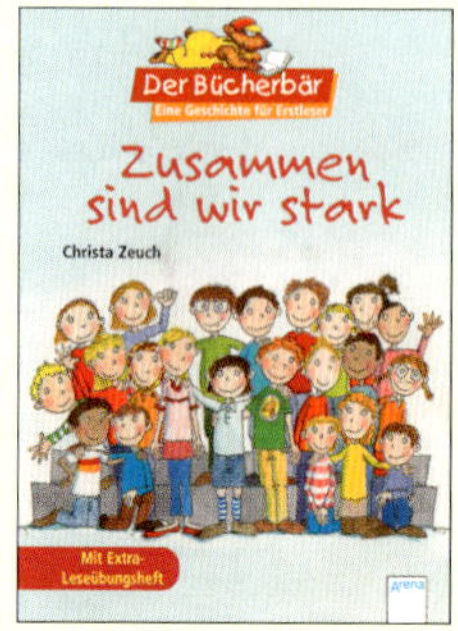

Zusammen sind wir stark
ISBN 978-3-401-09592-9

Ab 6 Jahren

2. Lesestufe

Eine Geschichte für Erstleser

Erstes Lesen ganz leicht

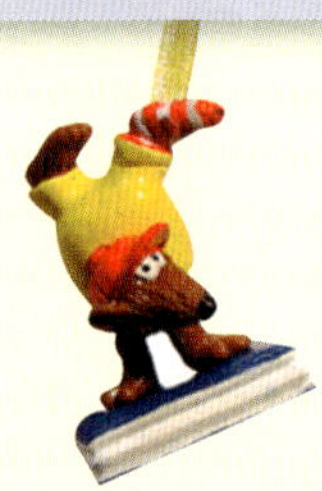

Für geübte Leseanfänger ist eine längere durchgehende Geschichte genau das Richtige! Mit der großen Schrift, den kleinen Kapiteln und den vielen farbigen Bildern macht das erste Lesen viel Spaß.

Mit Extra-Leseübungsheft

Eine kleine Geschichte in kurzen Kapiteln für das erste Lesejahr

Klare Textgliederung

Große Fibelschrift

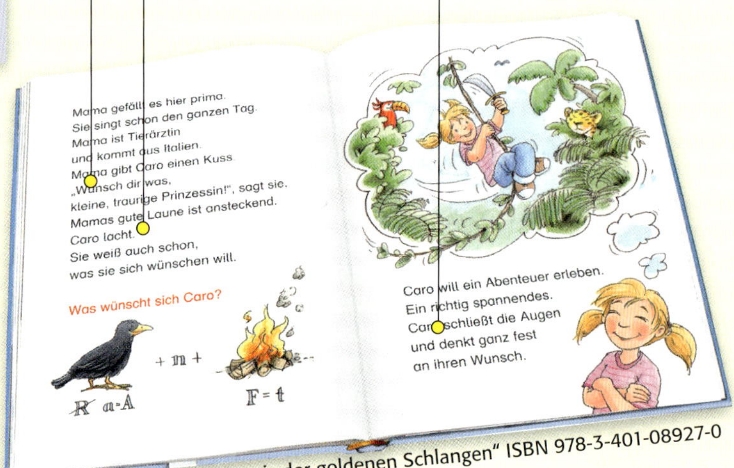

Innenseite aus „Das Geheimnis der goldenen Schlangen" ISBN 978-3-401-08927-0

Jeder Band: Ab 6 Jahren • Eine Geschichte für Erstleser • Durchgehend farbig illustriert 48/56 Seiten • Gebunden • Format 15,9 x 21,1 cm • Mit Bücherbär am Lesebändchen und Leseübungsheft

LeseProfi

Der Bücherbär
LeseProfi

2. Klasse

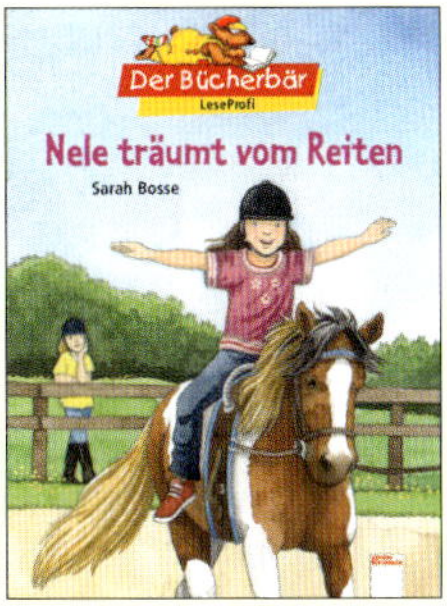

Nele träumt vom Reiten
ISBN 978-3-401-09085-6

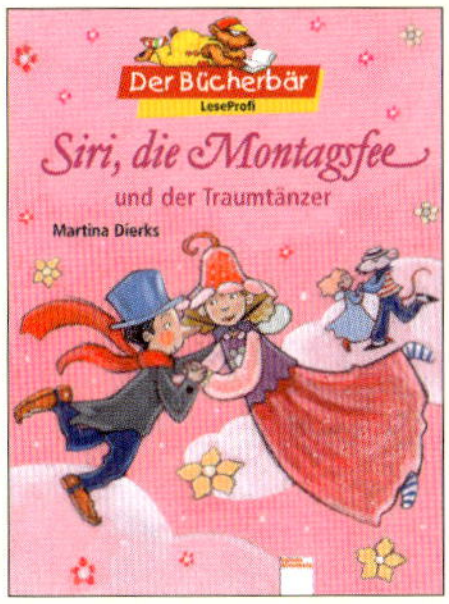

Siri, die Montagsfee und der Traumtänzer
ISBN 978-3-401-09094-8

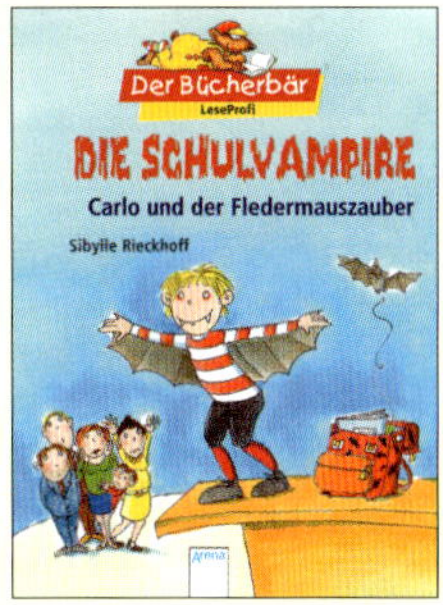

Die Schulvampire – Carlo und der Fledermauszauber
ISBN 978-3-401-09583-7

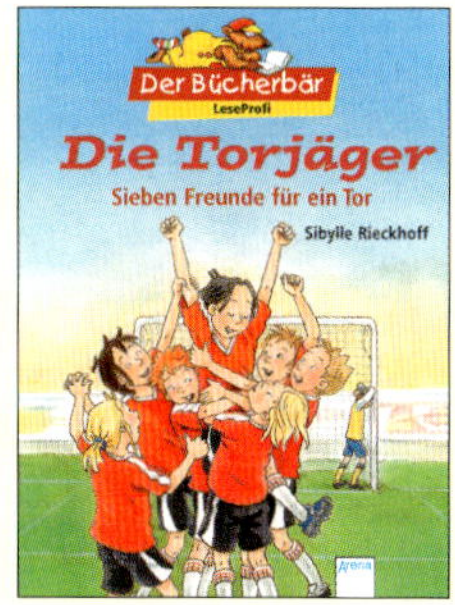

Die Torjäger – Sieben Freunde für ein Tor
ISBN 978-3-401-09489-2

Ab 7 Jahren

3. Lesestufe

LeseProfi

Eine Geschichte für geübtere Leser

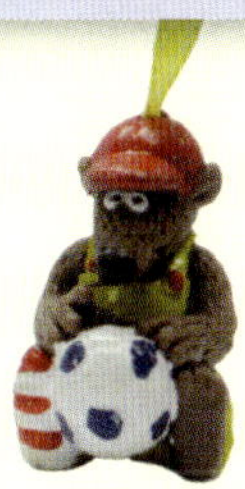

Hier brauchen geübtere Leser einen längeren Atem. Aber schließlich sind sie ja schon richtige Leseprofis, die eine durchgehende Geschichte prima meistern.

Klare Textgliederung mit Zeilentrennung nach Sinnschritten

Große Fibelschrift

Hoher Illustrationsanteil

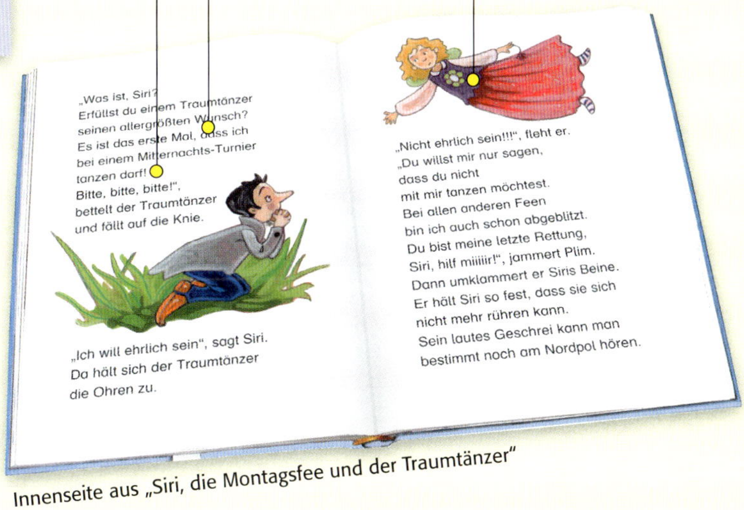

Innenseite aus „Siri, die Montagsfee und der Traumtänzer“

Jeder Band: Ab 7 Jahren • LeseProfi • Durchgehend farbig illustriert • 72 Seiten
Gebunden • Format 15,9 x 21,1 cm • Mit Bücherbär am Lesebändchen

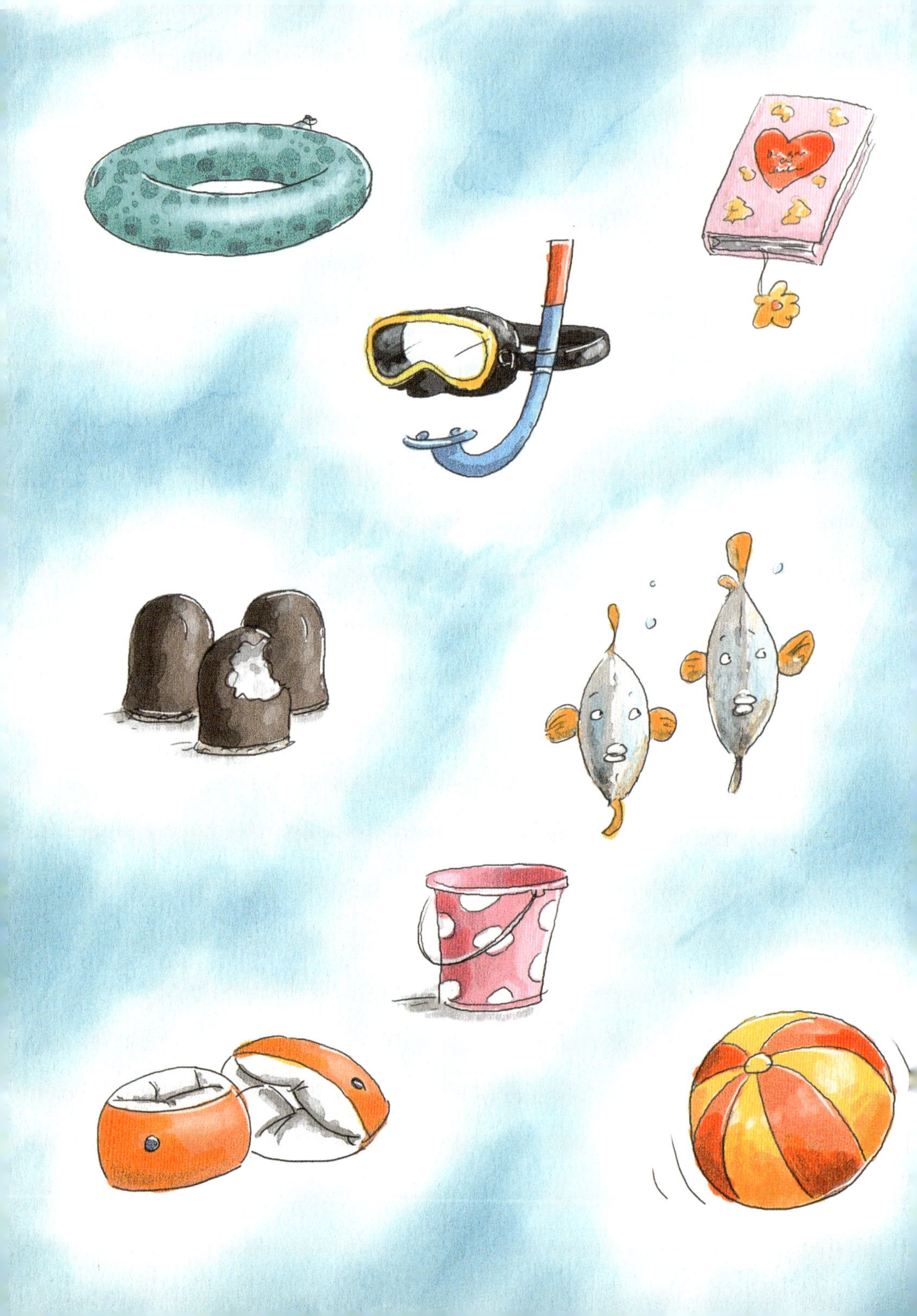